Stärker als der Schmerz

Josef Giger-Bütler

Stärker als der Schmerz

Mit chronischen Schmerzen selbstbestimmt leben

Patmos Verlag

Wichtiger Hinweis:
Die in diesem Buch enthaltenen Informationen, Hinweise und Übungen wurden nach bestem Wissen der Autoren erstellt und sorgfältig geprüft. Sie ersetzen jedoch nicht den persönlich eingeholten (psycho-)therapeutischen oder medizinischen Rat. Verlag und Autor können für Irrtümer oder etwaige Schäden, die aus der Anwendung der dargestellten Informationen, Hinweise oder Übungen resultieren, keine Haftung übernehmen. Deren Nutzung bzw. Durchführung erfolgt auf eigene Verantwortung der Leserinnen und Leser.

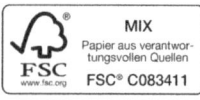 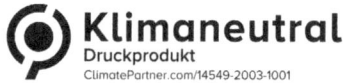

Für die Verlagsgruppe Patmos ist Nachhaltigkeit ein wichtiger Maßstab ihres Handelns. Wir achten daher auf den Einsatz umweltschonender Ressourcen und Materialien.

Bibliografische Information der Deutschen Nationalbibliothek
Die Deutsche Nationalbibliothek verzeichnet diese Publikation in der Deutschen Nationalbibliografie; detaillierte bibliografische Daten sind im Internet über http://dnb.d-nb.de abrufbar.

Alle Rechte vorbehalten
© 2021 Patmos Verlag
Verlagsgruppe Patmos in der Schwabenverlag AG, Ostfildern
www.patmos.de

Umschlaggestaltung: Finken & Bumiller, Stuttgart
Umschlagabbildung: RMMPPhotography/shutterstock.com
Gestaltung, Satz und Repro: Schwabenverlag AG, Ostfildern
Druck: CPI books GmbH, Leck
Hergestellt in Deutschland
ISBN 978-3-8436-1179-4 (Print)
ISBN 978-3-8436-1326-2 (ebook)

Inhalt

Einleitung 7
1. Leben mit chronischen Schmerzen 13
    Chronische Schmerzen 14
    Ein Leben in Grenzsituationen 16
    Chronische Schmerzen wecken Angst 19
    Chronische Schmerzen kosten Kraft 20
    Chronische Schmerzen machen einsam 24
    Chronische Schmerzen machen älter 26
    Leben im Hier und Jetzt 29
2. Was chronische Schmerzen im Leben (noch) bewirken 31
    Rückzug – auch vor dem eigenen Leben 31
    Ein anderer Mensch? 35
    Schmerzen, die verändern 37
    Verlieren und Gewinnen 39
    Wenn etwas wegfällt 41
    Wenn Schmerzen ein Eigenleben führen 44
    Verlust von Würde, Selbstverantwortung und Selbstempfinden ... 47
    Überlebensstrategien – drei Beispiele 50
    Meine eigene Schmerz- und Leidensgeschichte 54
    Auch der Partner / die Partnerin ist betroffen 58
    Zufriedenheit finden 60
    Gespräch mit Frau G. 65
    Zusammenfassung: Vom Leben mit chronischen Schmerzen ... 68
3. Das 3-Phasen-Modell vom Umgang mit chronischem Schmerz 71
    Einen eigenen Lebensstil und wieder zu sich selbst finden ... 71
    Die drei Schmerzphasen 72
    Phase 1 der chronischen Schmerzentwicklung:
    Konzentration auf den Schmerz 76
    Phase 2 der chronischen Schmerzentwicklung:
    Konzentration auf den Menschen 77

Phase 3 der chronischen Schmerzentwicklung:
Konzentration auf die persönliche Strategie 79
Die Schmerzen annehmen 81
Das konstruktive Selbstgespräch 82
Gespräch mit Frau B. 85

4. Phase 1: Der Schmerz steht im Mittelpunkt 91
Drei verschiedene Umgangsarten mit den Schmerzen 91
Weitere Wege, mit den Schmerzen umzugehen 95
Wenn man den Schmerzen die Führung überlässt 99
Wenn die Schmerzen sprechen könnten 101

5. Phase 2: Der Mensch steht im Mittelpunkt 103
Der Weg zur Akzeptanz eines Lebens mit Schmerzen 103
Selbstbestimmung 106
Ein neuer Umgang mit sich selbst 110
Wie schafft man die Neuorientierung? 114
Die Angst- und Schmerzspirale durchbrechen 119

6. Phase 3: »GPS« – die ganz persönliche Strategie 124
Wie Einzelne mit ihren Schmerzen umgehen 124
Prioritäten setzen 126
Der Weg zu einer maßgeschneiderten Lebensstrategie 128
Dem eigenen GPS folgen 130
Das GPS als neu gefundener Lebensplan, als ganz
persönliche Strategie 133
»Ich entscheide – nicht die Schmerzen« 135
Die Feineinstellung des GPS 137
Die ganz persönliche Strategie im Einzelfall 141
Das GPS ist kein Selbstzweck 142
Fortsetzung des Gespräches mit Frau G. 148

Schluss 151
Anhang 154
Anmerkungen 154
Literatur 155

Einleitung

Es gibt Schmerzen – und Schmerzen. Solche, die vorbeigehen, und solche, die immer wehtun und kaum oder gar nicht mehr aufhören. Im vorliegenden Buch geht es um Letztere, um Schmerzen, die sich festkrallen im Leben eines Menschen und nicht mehr verschwinden wollen. Mein Interesse gilt den verschiedensten Formen von Schmerzen, die lang andauernd sind und die Gefahr der Chronifizierung in sich tragen oder schon chronisch sind. Es sind Schmerzen, die den ganzen Menschen betreffen und ihn in immer mehr Lebensbereichen belasten und einschränken.

Die chronischen Schmerzen finden verschiedene Wege, sich in die Welt eines Menschen einzuschleichen. In jedem Fall aber drängen sie sich ihm auf und nehmen Besitz von seinem Denken und Handeln. Schmerzen können so weit ins Leben des Menschen eindringen, dass sie ihn und sein Leben verändern und völlig auf den Kopf stellen. Ein Leben mit Schmerzen kostet Kraft, erschöpft, geht an die Substanz und raubt Lebensfreude, Initiative und Motivation. Mit fehlender Kraft wird alles im Leben mühsamer und schwieriger, ebenso lust- und freudloser. Und je weniger Kraft der betreffende Mensch besitzt, umso mehr drängt sich ihm der Schmerz ins Bewusstsein und umso weniger kann er sich vor ihm zurückziehen, sich von ihm distanzieren oder sich ablenken. Schmerzen übertönen alles, sie sind lauter als alles andere und sie sind einem näher als jede Person. Man kann sie nicht fassen und doch sind sie präsent. Nur wer sie hat, kann sie empfinden und etwas über sie aussagen. Schmerzen lassen sich nicht teilen, es ist schwer, andere Anteil nehmen zu lassen. Darüber sprechen geht, wird aber bald selbst zum Problem und darüber hinaus zur Belastung aller.

Wie das Leben eines Menschen mit chronischen Schmerzen aussieht und mit welchen Problemen und Schwierigkeiten er tagtäglich zu kämpfen hat, soll in diesem Buch großen Raum einnehmen und gleich zu Beginn zur Sprache kommen. Sich in seiner Not, Verzweiflung und Auflehnung zu verstehen – zu verstehen auch, weshalb man so empfindet und denkt – hilft den Betroffenen, besser mit sich und dem Leben zurechtzukommen, und auch den Angehörigen, diese besser zu verstehen.

Schmerzen betreffen den ganzen Menschen. Sie machen etwas mit ihm und verändern ihn. Der Schmerz wird zum Problem und zur

Lebensaufgabe der Betroffenen. Ob sie wollen oder nicht, sie kommen nicht umhin, sich grundsätzlich und intensiv mit ihm zu beschäftigen. Die verschiedenen Stadien der Schmerzen bringen immer wieder neue Erfahrungen und sich aufdrängende Fragen mit sich. Leben mit Schmerzen ist ein Leben in dauerndem Wandel und mit stetig neuen Herausforderungen, die einen aber auch immer weiter weg von den Schmerzen hin zu sich selbst führen können, wenn man sich für einen neuen Umgang mit ihnen entscheidet, bei dem man sich selbst ins Zentrum stellt.

Chronische Schmerzen kann man auch mit den besten psychologischen Tricks nicht aus der Welt schaffen, obwohl das viele behaupten. Es kann deshalb nicht darum gehen, sie völlig zum Verschwinden zu bringen, sondern nur darum, anders oder besser mit ihnen zu leben, sich mit den Schmerzen und einem Leben mit ihnen zu versöhnen. Es gibt Wege, die der leidende Mensch gehen kann – therapiebegleitend oder nicht.

Diese Wege haben ganz wesentlich auch mit den Ergebnissen der Schmerzforschung zu tun. Von denen möchte ich nur zwei hervorheben, die für meine Überlegungen maßgebend waren:
- Der Mensch kann auf sein Schmerzempfinden Einfluss nehmen. Die Psyche kann das Schmerzempfinden beeinflussen. Der Mensch ist den Schmerzen nicht nur ausgeliefert. Psychische Einflüsse können Schmerzen lindern, aber ebenso auslösen, aufrechterhalten und verstärken.
- Bei allen Fortschritten der Schmerztherapie kann nicht nur die Schmerzfreiheit oberstes Ziel sein. Es geht ebenso sehr um individuelle Bedürfnisabstimmungen, um einen persönlichen und angemessenen Umgang mit Schmerzen.

Bis der einzelne Mensch seinen persönlichen Umgang mit seinen Schmerzen gefunden hat, durchläuft er in der Regel *drei Phasen*, die hier im Buch ausführlich zur Sprache kommen werden. Sie bezeichnen den Weg, an dem sich Betroffene ausrichten können, wenn sie über längere Zeit von Schmerzen geplagt sind.

Anfänglich und häufig auch für längere Zeit versuchen die Betroffenen, einen Weg für den Umgang mit ihren Schmerzen zu finden, um sie in den Griff zu bekommen oder wenigstens besser mit ihnen leben zu können. Sie sind auf ihre Schmerzen fokussiert und versuchen, so zu einem besseren und ruhigeren Leben zu gelangen. Zu Beginn der Leidenszeit ist das Vertrauen in die Schmerzmittel noch mehr oder weniger ungebrochen, bis die eine oder andere Nebenwirkung sie zum Nachdenken bringt oder sie sich eingestehen müssen, dass die Schmerzen mit oder ohne Medikamente bleiben. Irgendwann realisieren sie dann, dass sie zu sehr auf die Schmerzen fixiert sind, diesen zu viel Platz und eine zu große Bedeutung einräumen und so am eigentlichen Leben vorbeileben. Sie versuchen immer wieder, sich von ihren Schmerzen zu befreien, ohne aber ein Mehr an Lebensqualität zu erreichen.

Daran schließt sich eine nächste Phase an, bei der die Betroffenen ihre Aufmerksamkeit immer stärker auf sich selbst verlagern. Jetzt geht es um den betroffenen Menschen selbst. Er steht im Mittelpunkt. Was *er* will, was *ihm* guttut, und nicht, was die Schmerzen wollen, ist ihm wichtig.

Der oder die Einzelne übernimmt die Führung und damit auch die Verantwortung für sein bzw. ihr Leben. Auf diese Weise wird den Schmerzen das Diktat des Handelns entzogen und ihre Bedeutung und ihr Einfluss werden geschwächt. Der Schmerz verliert seine Hässlichkeit und Bösartigkeit, wie auch die verschiedenen Ängste weniger bedrohlich und aggressiv auftreten.

Als Folge dieses Geschehens sucht der leidende Mensch eine konstante und persönliche Form des Umgangs mit sich und den Schmerzen. Es geht um eine ganz persönliche Strategie, indem er bewusst sein Leben gestaltet, sich bewusst für eine ganz auf ihn zugeschnittene Form des Lebens entscheidet – mit und neben den Schmerzen. Es handelt sich um ein klares Bekenntnis zum Leben, zum Leben im Hier und Jetzt. Nicht mehr dem Diktat der Schmerzen unterworfen zu sein, sondern sein Leben zu leben und zu mehr Lebensqualität zu gelangen, ist die Devise. Für die einen heißt das, den Haushalt selbstständig führen können, während für andere an oberster Stelle steht, täglich mindestens eine halbe Stunde spazieren zu gehen.

Das Verschieben der Aufmerksamkeit von den Schmerzen hin zur Person ist kein einseitiger Willensakt und heißt nicht »Ich will keine Schmerzen mehr« oder »Es wäre nicht schlecht, wenn …«. Es geht um neue und persönliche Prioritäten, für die der Mensch sich aus innerer Überzeugung heraus entscheidet im Sinne von »Ich will so leben, wie es für mich richtig ist«. Mit diesem Wechsel der Aufmerksamkeit, indem der *Mensch* in den Vordergrund und der Schmerz in den Hintergrund rückt, wird dem Schmerz Kraft und Energie entzogen, was zur Folge hat, dass die Schmerzen etwas von ihrer Gemeinheit und von ihrer Destruktivität verlieren. Der Mensch steht jetzt im Zentrum und nicht länger die Schmerzen.

In der dritten Phase geht es um die Erstellung eines persönlichen Navigationssystems, ähnlich eines persönlichen »GPS«, um eine neue, individuelle Lebensstrategie.

Jedem und jeder Einzelnen stehen dabei verschiedene Strategien zur Verfügung, wie sie mit dem Schmerz umgehen können oder wollen. Sie können alles mit sich geschehen lassen und sich dem Schicksal fügen und hingeben. Sie können den Schmerz aber auch als Herausforderung begreifen und das Leben in die eigenen Hände nehmen und dem Schmerz den Platz und die Bedeutung zuordnen, die sie ihm jeweils geben wollen. Diesen Weg werde ich ausführlich beschreiben, weil er für mich am bedeutsamsten und wirksamsten ist. Sich primär um die Schmerzen zu kümmern, erschöpft und bringt den Betroffenen nicht das, was sie sich wünschen. Genau diese Erfahrung kann einem aber aufzeigen, dass es einen anderen Weg geben muss, um zu mehr Lebensqualität zu gelangen. Und dieser Weg führt über einen selbst, indem man das Ruder in die Hand nimmt und nicht mehr fragt: »Was muss ich machen, damit die Schmerzen weniger werden?«, sondern: »Was ist es, was ich will, und wie will ich leben? Ich bin der Mittelpunkt meines Lebens. Um mich geht es und nicht um die Schmerzen.«

Der Mensch kann auch mit Schmerzen ein zufriedenes, ausgefülltes und würdevolles Leben führen, wenn er versucht, das, was ihm wichtig ist und was Sinn für ihn ergibt, zu erhalten und nicht seinen Schmerzen zu opfern. Sich wichtig zu nehmen und für sich und sein Leben Verantwortung zu übernehmen, hilft gegen das Gefühl, den Schmerzen ausgeliefert und ohnmächtig zu sein.

Der Mensch kann auch mit Schmerzen ein würdevolles Leben führen, wenn er bereit ist, einen Weg zu gehen, bei dem es um ihn selbst geht und er bestimmt, wie er leben möchte. Würdiges Leben und chronische Schmerzen schließen einander nicht aus. Mit den Schmerzen zu leben und trotzdem ein selbstbestimmtes Leben zu führen, hat ganz wesentlich mit Würde zu tun und mit Lebensbejahung und Lebensqualität. Das ist die Botschaft dieses Buches.

Es ist mir ein Anliegen, dass Sie als Leser und Leserinnen wissen, welche Einstellungen ich selbst zum Schmerz und einem Leben mit Schmerzen habe. Sie sollen meine Gedanken einordnen können, indem Sie wissen, aus welchem Kontext sie kommen. Mir ist das wichtig, weil ein Schreiben über Schmerzen immer auch von den Erfahrungen und dem Denken des Schreibenden ausgeht. Perspektive und Wertung sind immer sehr subjektiv gefärbt, was nicht schlimm ist, wenn sie offengelegt werden.

Nachdem ich mich schon länger mit dem Thema Schmerz beschäftigte, musste ich mich wegen extremer Nervenschmerzen einer Operation unterziehen. Ihr folgten aufgrund verschiedenster Komplikationen innerhalb eines Jahres noch vier weitere Operationen. So kam auch ich plötzlich und unvermittelt zu ganz persönlichen und hautnahen Erfahrungen mit permanenten Schmerzen, die selbst mit Morphinpräparaten nicht in den Griff zu bekommen waren. Diese Erfahrungen vertieften meine bis dahin eher theoretisch gesammelten Erkenntnisse über ein Leben mit Schmerzen. So direkt das Ausgeliefertsein und die Ohnmacht zu erfahren und am eigenen Leib zu erleben, wie Schmerzen sich im Hirn einnisten und die Welt immer enger wird, hat meiner Beschäftigung mit Schmerzen eine ganz neue Dimension und Verbindlichkeit gegeben. Ich werde mich in diesem Buch deshalb auch ausführlich zu meinen eigenen Schmerzerfahrungen äußern.

Darüber hinaus werde ich mich an folgenden Leitplanken orientieren:
- Ich glaube nicht an das Leiden als Prüfung.
- Ich glaube nicht daran, dass Leiden in jedem Fall einen Sinn hat.
- Ich glaube nicht daran, dass jeder und jedem nur so viel an Leiden zukommt, wie sie bzw. er zu tragen vermag.
- Ich glaube nicht daran, dass das Leben gerecht ist.
- Ich glaube nicht daran, dass das, was einen nicht umbringt, stärker macht.
- Ich glaube nicht daran, dass man das Leiden in jedem Fall verarbeiten muss, sondern dass auch Vergessen und Verdrängen hilfreich sein können.
- So, wie man am Leiden verzweifeln, verbittern und zerbrechen kann, kann man auch stärker sein als der Schmerz, selbst wenn man zwischendurch verzweifelt und aufgeben will.
- Man muss dem Leiden nicht ausgeliefert sein.
- Gerade das Leiden kann den Menschen dazu zwingen, mit mehr Sorgfalt und Vorsicht zu leben und sich mehr auf sich selbst zu besinnen.
- Das Leben kann auch mit Leiden sinnvoll und ausgefüllt sein.
- Wichtig ist es, aus dem Leiden keinen Kult zu machen.
- Es gilt, für sich ganz persönliche Antworten zu finden und Stellung zu beziehen.

Es geht mir darum, Wege und Mittel aufzuzeigen, wie der oder die Einzelne aus dieser für ihn bzw. sie schmerzhaft empfundenen Situation mit den Schmerzen und der ständigen Belastung wieder herausfindet. Es gilt, die eigene Würde über die lähmende Wirkung des Schmerzes zurückzugewinnen, das Leben in die eigenen Hände zu nehmen und es nicht dem Schmerz zu überlassen. Es gibt ein gutes Leben mit Schmerzen, und es gibt Wege dahin, die jeder Mensch gehen kann.

Auch der Medizin würde es gut anstehen, wenn sie vermehrt den Menschen ins Zentrum stellen würde und weniger auf Perfektion und Einträglichkeit ausgerichtet wäre. Nicht alles, was möglich ist, ist auch gut für den Menschen. Sehr viele Patienten und Patientinnen wären dankbar, wenn sie weniger als Krankheitsträger und mehr als Menschen gesehen würden. Mit einem Perspektivenwechsel hin zum Menschen ist es in vielen medizinischen Bereichen und im Bewusstsein vieler Ärzte und Ärztinnen noch sehr weit her. Da muss noch viel geschehen. So wichtig und wertvoll Fortschritte in der Pharmakologie oder in den Operationstechniken auch sein mögen, darf die Medizin nicht den ganzen Menschen vergessen. Ihr Ziel muss immer sein, die Selbstbestimmung des Menschen zu respektieren und ihm ein würdevolles und gutes Leben oder Sterben zu ermöglichen – auch wenn es den Arzt, die Ärztin Zeit kostet und sie Kompromisse mit dem eingehen müssen, was sie für medizinisch machbar halten. Der Arzt, die Ärztin sollte dem Menschen Zeit und Raum lassen, selbst über sein Schicksal zu bestimmen.

1. Leben mit chronischen Schmerzen

In diesem Kapitel geht es zunächst darum, was den Menschen in seinem Leben mit chronischen Schmerzen beschäftigt und ihm zu schaffen macht. Dabei ist es wichtig zu wissen, dass chronische Schmerzen in das Leben des Einzelnen anders eingreifen und es anders prägen als akute Schmerzen. Das zu erkennen ist für die unter solchen Schmerzen leidenden Menschen ebenso wichtig wie auch für alle diejenigen, die mit ihnen zu tun haben. Zu verstehen, dass vieles, was sie erleben und empfinden, zum Leben mit chronischen Schmerzen dazugehört, nimmt denen, die unter solchen Schmerzen leiden, ihre Ängste und häufig auch die begleitenden Schuldgefühle, unfähig zu sein, mit dieser Situation zurechtzukommen. Hinzu kommt das Wissen, dass auch andere Menschen gleich oder ähnlich empfinden und es nicht mit ihnen selbst zu tun hat, wenn sie manchmal verzweifeln und sich Vorwürfe machen. Ein solches Wissen kann entlasten und beruhigen.

Sich selbst zu verstehen ist für Menschen mit chronischen Schmerzen deshalb wichtig, weil es so vieles in ihrem Leben gibt, was sie nicht begreifen. Sie fühlen sich nicht mehr heimisch in ihrem Körper. Vieles, was ihnen wichtig war, verliert an Bedeutung. Sie erleben Gefühlszustände wie Wut, Aggression oder Verzweiflung in einer Intensität, die sie vorher nicht kannten. Ihre Erfahrung bedeutet für sie, jetzt ein neues Leben führen zu müssen, in dem weniger sie selbst als ihre Schmerzen von nun an im Vordergrund stehen.

Es gibt kaum etwas, was den Menschen so ganzheitlich in seiner Persönlichkeit und in seinem Leben trifft. Leben mit chronischen Schmerzen bedeutet fortwährend Stress und ein Leben in Grenzsituationen, das heißt permanent gefordert und herausgefordert zu werden. Die Auswirkungen der chronischen Schmerzen werden im Laufe der Zeit dominanter, beeinflussen das Leben immer mehr, belasten und verunmöglichen häufig, dass die Betroffenen wirklich leben können. Würde es nicht Wege geben, dies zu verhindern, verlören sie sich immer mehr in ihren Schmerzen. Und darum geht es in diesem Buch, nämlich neue Wege aufzuzeigen – Wege, die auch den leidenden Menschen ein zufriedenes und würdiges Leben möglich machen.

Chronische Schmerzen

Schmerzen haben in erster Linie eine Signal- und Schutzfunktion. Sie zeigen an, dass etwas nicht in Ordnung ist, nicht so ist, wie es sein soll, sondern dass eine Grenze überschritten wurde und Schaden entstehen kann oder entstanden ist. Sie veranlassen den Menschen, schmerzauslösende Situationen zu vermeiden, oder machen auf bestehende aufmerksam. Sie fordern bestimmte Verhaltensweisen und verbieten andere, um (weiteren) Schaden zu verhindern.

Chronische Schmerzen sind Schmerzen, die ihre »gesunde« Warnfunktion verloren haben und die zu einer massiven Verminderung der Lebensqualität führen. Dabei geht es um verschiedene Formen von Schmerzen, die zunächst lang andauernd sind und später in ein chronisches Stadium übergehen. Sie treten auf, wenn der Auslöser nicht beseitigt werden kann, eine Krankheit ständig Schmerz auslöst bzw. ständiger Schmerz der Begleiter einer Krankheit ist, zum Beispiel im Falle eines rheumatischen Leidens. Der Schmerz kann sich aber auch zu einer eigenständigen Krankheit entwickeln, dem *chronischen Schmerzsyndrom*. Die Internationale statistische Klassifikation der Krankheiten und verwandter Gesundheitsprobleme (ICD) hat als weltweit anerkanntes Klassifikationssystem für medizinische Diagnosen für die sogenannte »chronische Schmerzstörung mit somatischen und psychischen Faktoren« folgende diagnostischen Kriterien eingeführt:[1]

- Schmerzen, die seit mindestens 6 Monaten anhalten und deren Ausgangspunkt in einem physiologischen Prozess oder einer körperlichen Störung liegt;
- hinsichtlich Schweregrad, Exazerbation (Verschlechterung) und Aufrechterhaltung der Schmerzen spielen psychische Faktoren eine Rolle, sind jedoch nicht deren Ursache;
- die Schmerzen führen in klinisch bedeutsamer Weise zu Leiden und Beeinträchtigungen in sozialen, beruflichen oder anderen wichtigen Bereichen;
- die Schmerzen werden nicht mit Absicht erzeugt oder vorgetäuscht (wie bei der vorgetäuschten Störung oder Simulation).

Chronische Schmerzen betreffen den ganzen Menschen und schränken ihn in immer mehr Lebensbereichen ein. Man geht deshalb heute in der Schmerzforschung auch von einem biopsychosozialen Schmerzverständnis aus, oder anders ausgedrückt, von einem multifaktoriellen Geschehen. Dringend notwendig ist deshalb, die Behandlung interdisziplinär durchzuführen. Der in diesem Buch beschriebene Drei-Phasen-Weg befasst sich damit, was der einzelne Mensch in diesem Behandlungskontext für sich selbst tun kann, um zu einem besseren Leben zu gelangen. Und es ist unendlich viel, was er dazu beitragen kann.

Zu den chronischen Schmerzen gehören zum Beispiel unspezifische Rückenschmerzen (im Kreuz, Nacken oder entlang der ganzen Wirbelsäule), weichteilrheumatisch bedingte Schmerzen wie z. B. Fibromyalgie oder Migräne, generalisierte Schmerzsyndrome oder Folgeschäden von Operationen oder der verschiedensten Therapien. Auch massive Altersbeschwerden gehören zu den chronischen Schmerzen.

Ich werde auf solche spezifischen Schmerzformen, Ursachen oder Schmerzverläufe weniger eingehen. Denn auch wenn sie sich in manchem unterscheiden, geht es mir um eine grundsätzliche Betrachtung über all die möglichen Unterschiede und die auslösenden Faktoren hinaus. Das Gemeinsame erscheint mir sehr viel wesentlicher als die Unterschiede. Nicht zuletzt auch deshalb, weil mein in diesem Buch beschriebenes Phasenmodell sämtliche verschiedenen Formen abdeckt.

Es gibt Menschen, die aus der Krankheit einen Gewinn ziehen, ebenso wie solche, die überzeugt sind, ernsthaft krank zu sein, obwohl keine medizinische Ursache zu finden ist. Bei anderen Menschen wiederum werden Schmerzen häufig unterschätzt und ihre Beschwerden nicht ernst genommen. Sie werden in ihrem Leiden allein gelassen und erhalten deshalb nicht die Behandlung, die sie brauchen würden. Hartnäckig hält sich auch die Überzeugung, dass Schmerzen nur vorgetäuscht werden oder rein psychisch bedingt sind, wenn die Medizin nicht helfen kann. Schmerzhafte Leiden verursachen aber auch Fehldiagnosen und verschleppte oder misslungene Therapien und Operationen. Dass in der Medizin nicht alles so läuft, wie es ihre Vertreter den Leuten weismachen wollen, ist sicher keine böswillige Unterstellung. Leider ist es immer noch sehr verbreitet, Unvermögen oder Versagen der Medizin den Patienten in die Schuhe zu schieben, was umso mehr Leiden verursacht, weil die Betroffenen nicht wissen, was es mit ihren Schmerzen auf sich hat. Alle diese Aspekte im Zusammenhang mit chronischen Schmerzen wären es sicherlich wert, ausführlich behandelt zu werden, wohingegen ich mich auf die Verarbeitung des chronischen Schmerzes konzentriere, und dies in gewisser Weise unabhängig davon, wo er seinen Ausgang genommen hat.

Von chronischen Schmerzen spricht man also, wenn sie länger als drei bis sechs Monate andauern. Obwohl man in der Schmerzmedizin heute schon sehr weit ist, gibt es eine große Anzahl von Menschen, die mit ständigen Schmerzen leben müssen. Aussagen wie »*Heute muss kein Mensch mehr unter Schmerzen leiden*« hört man sehr häufig, stimmen aber überhaupt nicht. Wenn eine Linderung der Schmerzen erreicht werden kann, gilt dies heutzutage schon als großer Behandlungserfolg und ist sicher mehr als erlösend für die Betroffenen. Aber sehr viele Menschen erreichen diesen Zustand nicht. Ihr Weg in einen chronischen Schmerzverlauf ist nicht aufzuhalten.

Die gesellschaftliche Bedeutung chronischer Schmerzen wird durch die Angaben der Deutschen Schmerzgesellschaft anlässlich des »Aktionstages gegen den Schmerz« am 4. Juni 2019 mehr als deutlich: »Etwa 23 Millionen Deutsche (28 Prozent) berichten über chronische Schmerzen. Bei fast allen sind diese nicht durch Tumorerkrankungen hervorgerufen. Bei sechs Millionen von ihnen sind die chronischen Schmerzen so deutlich ausgeprägt, dass sie sich im Alltag und im Berufsleben beeinträchtigt fühlen. Die Zahl derer, die unter chronischen, nicht tumorbedingten Schmerzen und unter damit assoziierten psychischen Beeinträchtigungen leiden, liegt in Deutschland bei 2,2 Millionen.«[2]

Spricht man von chronischen Schmerzen, darf auch der enge Zusammenhang mit dem sogenannten »Schmerzgedächtnis« nicht unerwähnt bleiben. Hier wird davon ausgegangen, dass Schmerzen über längere Zeit Spuren im Rückenmark und im Gehirn hinterlassen und die Empfindsamkeit der Schmerzrezeptoren erhöhen. Betroffene Menschen besitzen demnach eine Art von Hypersensibilität in Bezug auf ihre Schmerzen, die sie buchstäblich »erlernt« haben. Ihr Schmerzgedächtnis lässt sie mit der Zeit schon auf immer geringere Schmerzreize reagieren. Auch benachbarte Körperregionen können mit einbezogen werden, sogar dann, wenn diese selbst gar nicht betroffen sind, und mit der Zeit auch, wenn gar keine akuten Schmerzreize mehr vorhanden sind.

Ein Leben in Grenzsituationen

Wenn man von chronischen Schmerzen spricht, denkt man an unterschiedliche Verlaufsformen wie zum Beispiel andauernde starke Schmerzen mit geringen Ausschlägen oder an einen Verlauf, bei dem sich Phasen mit weniger ausgeprägten Schmerzen mit Zuständen abwechseln – plötzlich auftauchenden oder langsam anwachsenden –, in denen die Schmerzen unerträglich sind. Solche plötzlich auftretenden

Schmerzen bewirken, dass der Mensch die weniger schmerzintensiven Phasen gar nicht mehr genießen kann, weil sie für ihn ebenso schnell verschwinden können, wie sie gekommen sind. Was bleibt, sind eine permanente Unsicherheit und dauernde Angst und Anspannung. Beides erzeugt Stress – und Stress wiederum verstärkt die Schmerzen. Wenn dann die Schmerzen wieder stärker werden, verstärkt das auch die Angst und diese wiederum die Schmerzen. Eine Spirale, welche die meisten Menschen kennen, die unter chronischen Schmerzen leiden, wie immer ihr Schmerzverlauf bislang auch aussah.

Auch wenn sich die Schmerzen unterschiedlich entwickeln und Menschen ihre Schmerzen auf verschiedene Weise erleben, gibt es vieles, was sie alle miteinander verbindet. Und für alle gilt, sich darüber bewusst zu werden, dass chronische Schmerzen etwas mit ihnen machen und sie ihnen trotzdem nicht ausgeliefert sind, selbst wenn sie das meist anders erleben. Sich selbst zu verstehen, die eigenen Gefühle und Reaktionen auf die Schmerzen, entlastet und kann dazu beitragen, verständnisvoller, geduldiger und liebevoller mit sich umzugehen. Leben mit chronischen Schmerzen ist ein Leben in Grenzsituationen und ein Leben in einer Welt, die man als Außenstehende und Außenstehender nicht immer leicht verstehen kann.

Im Zusammenhang mit den nach Befundlage »objektiven« oder auch »subjektiven« Schmerzempfindungen stellen sich für viele Betroffene immer wieder folgende Fragen:

- *Warum und warum gerade ich? Bin ich selbst schuld, dass es mir so geht?*
- *Was kann oder muss ich machen, damit es mir wieder gut geht und ich wieder so leben kann wie vorher?*
- *Sind nicht die Ärzte schuld, dass es mir heute so geht?*
- *Was ist mir wichtig: Erwarte ich Hilfe von außen, warte ich auf eine Verbesserung der medizinischen Therapiemöglichkeiten oder sage ich mir, dass ich handeln muss? Aber wie?*
- *Was muss ich machen, damit ich die Schmerzen als Teil meiner selbst und meines Lebens annehmen kann? Will ich das überhaupt? Was bringt es mir, wenn es mir gelingt? Wenn ich sie akzeptiere, bleiben sie mir dann nicht erst recht? Bedeutet Annehmen nicht ein Resignieren?*
- *Habe ich überhaupt einen Einfluss auf meine Schmerzen? Soll ich mich überhaupt mit ihnen beschäftigen oder geht es mir besser, wenn ich so tue, als gäbe es sie nicht?*
- *Muss ich immer positiv denken? Was, wenn mir das nicht gelingt oder ich das gar nicht will?*

Sich so zu erfahren, keine Antworten auf all die Fragen und keinen Weg aus diesem orientierungslosen Zustand zu finden, machen chronische Schmerzen für den Menschen zu etwas anderem als bloße »normale« Schmerzen. Schmerzen kennen alle Menschen und reagieren dabei auf ihre persönliche Art und Weise, entweder verdrängend heroisch oder jammernd oder selbstverständlich hinnehmend. Alle diese Umgangsformen mit dem Schmerz helfen aber nicht mehr weiter, wenn es um chronische Schmerzen geht. Chronische Schmerzen sind nicht einfach nur ein Mehr an Schmerzen. Sie sind etwas, was den Menschen anders und ganzheitlicher trifft und fordert. Und deshalb sind die Betroffenen meist überfordert und orientierungslos. Umso wichtiger ist es für sie, sich bewusst zu sein, dass es beim Leben mit chronischen Schmerzen, und sind diese noch so stark, lähmend und tyrannisierend, immer auch um sie selbst geht – sie selbst sind gefragt.

Bis der einzelne Mensch das realisiert und sich bei ihm diese Einsicht festigt und erhärtet, vergeht häufig eine lange Zeit der Hoffnung und der Enttäuschung, der Zuversicht und der Resignation. Ein Teufelskreis, der Kraft kostet und die Betroffenen häufig dazu bringt, sich immer mehr in ihre Welt der Schmerzen zurückzuziehen, die sie immer weiter von ihren Mitmenschen entfernt.

Würde die Medizin klarer den ganzen Menschen ins Zentrum ihrer Bemühungen stellen und nicht nur die bloßen Symptome versuchen zu behandeln, wäre es für ihre Patienten und Patientinnen leichter einzusehen, dass es hilfreicher ist, sich mehr um sich selbst und weniger um die Schmerzen zu kümmern. Sie sollten (mit)entscheiden dürfen, was sie mit sich machen lassen und was nicht, was sie zulassen und was nicht, wie viel sie sich zumuten und wie viel sie ertragen können und wollen. Nur der oder die Einzelne weiß, wie viel an zusätzlichem Opfer er oder sie auf sich zu nehmen bereit ist, wie viel Vertrauen er oder sie in die Ärzte und die Medizin hat oder wie viel an Vertrauen er oder sie ihnen geben will. Er oder sie entscheidet, wie viel und wie lange man sich führen lässt.

Es wird viel vom mündigen Patienten gesprochen. Aber mündige Patienten wollen gehört und ernst genommen werden. Sie wollen mitdenken und wollen, dass man ihnen Zeit gibt und die Aufmerksamkeit schenkt, die sie verdienen. Es geht um sie, und genau das wollen sie auch konkret erfahren. Ich betone das Wort »wollen«, obwohl es oft sehr viel Kraft abverlangt, bis sie von den Ärzten wirklich gehört werden.

Richtig ist, was für den jeweiligen Menschen stimmig ist. Dass er nur das und so viel macht, wie er sich zutraut und an Risiken und zusätzlichem Leiden zu tragen bereit ist. Das anzustreben, was wichtig und stimmig und den jeweils vorhandenen physischen und psychischen Möglichkeiten angepasst ist, heißt auch, einen Weg zu gehen, den der oder die Einzelne für sich als richtig und machbar erkennt. Aus so einer Haltung und Überzeugung heraus schöpft man Kraft, Vertrauen und Zuversicht. Zur Mündigkeit und Integrität des Menschen gehören seine Selbstbestimmung und Selbstverantwortung. Diese nicht zu verlieren und an die Fachleute abzugeben ist für die Patienten eine der großen Herausforderungen, vor der sie stehen. Häufig ist es ein langer Weg, den sie gehen müssen, bis ihnen klar wird, dass es um sie selbst geht und sie bestimmen, auch wenn sie nicht über die medizinischen Kenntnisse und Kompetenzen verfügen wie die behandelnden Ärzte.

Chronische Schmerzen wecken Angst

Schmerzen kosten Kraft, und fehlende Kraft nimmt Lebensfreude und vermindert die Lebensqualität – so in etwa lässt sich eine der wichtigsten Auswirkungen chronischer Schmerzen auf den Menschen zusammenfassen.

Schmerztherapien und Schmerzmittel, ohne die es in den wenigsten Fällen geht, können zwar die Symptome lindern, machen jedoch zusätzlich müde und sind vielfach nach einer gewissen Zeit wirkungslos. Häufig sind die Nebenwirkungen im Alltag störender als die ursprünglichen Schmerzen. Weshalb viele Menschen im Umgang mit Schmerzmitteln vorsichtig sind. Sie leben nach der Devise: so viel wie notwendig, so wenig wie möglich. Das, was sie in der dritten Schmerzphase, auf die ich später noch zu sprechen komme, versuchen, unterstützt sie dabei.

Angst ist in den verschiedensten Formen und Ausprägungen der ständige Begleiter schmerzleidender Menschen; sei es die Angst, nie mehr gesund zu werden, die Angst, mit der Zeit zu vereinsamen, den Partner, die Partnerin zu verlieren, gesellschaftlicher Außenseiter zu werden, keine Freude am Leben mehr zu haben und vielleicht irgendwann einmal gar nicht mehr leben zu wollen. Solche Ängste haben meist sehr reale und begründete Ursachen und sind keinesfalls nur »selbst gemacht«. Auch die Angst, den Arbeitsplatz zu verlieren, hat schließlich einen sehr realen Hintergrund, denn sehr viele Menschen mit chronischen Schmerzen verlieren tatsächlich ihre Beschäftigung oder müssen frühzeitig in Rente oder Pension gehen, weil sie nicht mehr in der Lage sind, ihren Beruf auszuüben. Und mit dem Verlust des Arbeitsplatzes kommen reale und begründete Existenzängste zum Tragen: »*Wie geht es finanziell weiter? Können wir unsere Wohnung weiter finanzieren und das Auto behalten? Wer kommt für die Ausbildung der Kinder auf?*«

Auch viele soziale Kontakte gehen verloren, und damit wächst die Angst vor Einsamkeit, Isolation und Ausgrenzung. Rückzugsverhalten und soziale Isolation verleiten jedoch erst recht zum Grübeln und füttern damit sozusagen die Ängste und Sorgen, was zusätzlich an den inneren Kraftreserven zehrt.

Je weniger Kraft der Mensch hat, umso weniger resistent ist er gegen all die Ängste, die aus allen Löchern hervorzukommen scheinen. Je weniger Kraft, umso weniger gewappnet ist man gegen die auftauchenden negativen Gefühle und die bedrohlichen, angstmachenden und Hoffnung und Zuversicht nehmenden Gedanken. Das von ungezählten Fragen, Sorgen und Ängsten Bedrängtwerden wird immer mehr zu einem Gefängnis. Traurigkeit, Schwere, Hoffnungslosigkeit und fehlende Zuversicht auszuhalten und trotzdem weiterzuleben erschöpft. Auch die Angst, nicht mehr der gleiche Partner, die gleiche Partnerin wie vorher sein zu können, eine Belastung zu werden und den anderen, die andere damit zu verlieren, wird immer bedrohlicher. Die Angst nimmt auch zu, dass die Nächsten ihre Geduld, ihre Zuversicht und ihr Verständnis irgendwann verlieren und sie selbst keine Kraft mehr haben, mit dieser Situation fertigzuwerden.

Auf diese Weise entsteht ein sich selbst immer mehr verstärkender negativer Kreislauf. Dieser wirkt sich aber wiederum auch auf das Schmerzempfinden aus und intensiviert es, was dann die Ängste nur noch weiter schürt (s. »Die Angst- und Schmerzspirale durchbrechen« in Kapitel 5).

Chronische Schmerzen kosten Kraft

Je länger die Schmerzen andauern und je häufiger schmerzmildere Phasen mit schmerzintensiven Phasen wechseln, umso mehr müssen die Betroffenen sich dagegen wehren, von den Schmerzen dominiert zu werden und gedanklich von ihnen beherrscht und absorbiert zu sein. Sie müssen fertigwerden mit einer größeren Empfindlichkeit, Unausgeglichenheit, Gereiztheit, mit Wutausbrüchen und nachfolgenden Schuldgefühlen und Selbstvorwürfen. Sie müssen sich zwingen, nicht unzufrieden und verbittert zu werden. Sich zusammennehmen, um nicht den anderen das Leben schwer zu machen, ist eines der vielen zusätzlichen Probleme, mit denen Betroffene nicht gerechnet haben.

Schmerzen auszuhalten kostet Kraft, und fehlende Kraft macht dünnhäutig. Stimmungsschwankungen, die jemand vorher kaum oder äußerst selten bei sich wahrnahm, gehören nun zunehmend mehr zur eigenen Person. Bei sich Züge zu sehen, die man vorher bei anderen schlecht ertrug oder als Charakterfehler betrachtete, macht das Leben zusätzlich schwer und macht es noch schwieriger, sich und die Schmerzen anzunehmen. Den Zustand zu akzeptieren, und das zu diesem Preis und mit diesen Folgeerscheinungen ist häufig für viele kaum zu schaffen.

Man merkt, dass die ständigen Schmerzen einen verändern oder schon verändert haben und man nicht mehr die Person ist, die man einmal war. Das an sich selbst wahrzunehmen und gleichzeitig auszuhalten, macht das Leben nicht einfacher. Ebenso aufwühlend ist auch die immer wiederkehrende Frage: *»Wie geht es weiter, wo und wie endet das alles?«*

Umso wichtiger ist es dabei, dass die Betroffenen lernen, sich selbst in diesem Lebensprozess zu verstehen. Wozu auch das Selbstverständnis gehört, dass das eigene Leben nun mehr Kraft und Energie als früher kostet und mehr Stress und auch Überforderung beinhaltet. Es gibt kaum mehr etwas, was man leichthin machen kann. Alles hat seinen Preis und nichts erscheint mehr als selbstverständlich. Außenstehenden ist diese Sicht häufig versperrt, weil sich der leidende Mensch meist von seiner besten Seite zu zeigen versucht und eine andere, ihn persönlich demütigende Seite nicht offenbaren will. Dieses ständige Bemühen, sich zusammenzunehmen, sich gut aufgestellt zu geben, bedeutet jedoch zusätzlichen Kraftverschleiß, bedeutet zusätzlichen Aufwand, der den Betroffenen dennoch wichtig ist. Wer zeigt sich schon gern schwach und kraftlos? Ständig Schmerzen zu haben und unter schwierigsten Umständen zu funktionieren, kostet immense Kraft. Je mehr man diese verbraucht, umso mehr Anstrengung bedarf es, die eigenen Kraftreserven wieder aufzufüllen – und dies mit der Zeit auch für die alltäglichsten und banalsten Verrichtungen.

Es dreht sich also vieles um fehlende Kraft, um Kraftverbrauch und damit um Ermüdung und Erschöpfung:

Sich nichts anmerken zu lassen kostet Kraft, darüber zu sprechen und darüber zu schweigen kostet Kraft, und trotzdem leben zu wollen kostet auch Kraft. Sich nicht zu sehr ablenken und dominieren zu lassen von den Schmerzen kostet Kraft. Das nicht immer zu schaffen kostet Kraft. Mit den Enttäuschungen und Frustrationen fertigzuwerden, mit seinen Stimmungen klarzukommen und mit dem Umstand, nichts mehr ohne Schmerzen machen zu können, kostet ebenso Kraft. Und sich zu bemitleiden und sich nicht zu bemitleiden kostet Kraft.

Kraft entziehen auch all die »gut gemeinten« Ratschläge, sei es vonseiten der Familie, Freunden, Partnern. Sie sind gut gemeint, aber nerven und schaffen Druck oder auch Schuldgefühle. Und der Ärger und das Gefühl, nicht verstanden und verletzt zu werden, und diese Gefühle wieder loszuwerden, kostet ebenfalls Kraft. Genauso, wenn man reduziert wird auf die Schmerzen und überschwemmt wird von Mitleidsäußerungen und Allgemeinplätzen. Schlecht verträgt man auch Aufforderungen wie etwa: *»Du muss nur wollen! Du musst nur dran glauben!«* Schlecht vertragen bedeutet, dass man mit den Gefühlen wie Ärger, Selbstzweifel, Verunsicherung und Angst, die aufkommen, fertigwerden muss. Kräfte verschwenden für etwas, was man nicht wollte und was einem nicht guttut, ist nicht einfach nur ärgerlich.

Je weniger Kraft der Mensch besitzt, umso mehr drängt der Schmerz ins Bewusstsein, wird omnipräsent und bestimmt sein Leben, seinen Lebensrhythmus und seine Lebensfreude. Es kommen immer mehr Ängste auf, mehr Zweifel und Fragen, und immer weniger gelingt es, dem Leben einen Sinn abzugewinnen. Und auch all dies zu verarbeiten, kostet unendlich viel Kraft.

Kraft und Kraftverbrauch sind *die* Themen im Zusammenhang mit chronischen Schmerzen. Nur schon die eben, wenn auch lückenhaft, erfolgte Aufzählung lässt einen schwindlig werden. Wie sehr der betroffene Mensch dieser Kräftespirale ausgeliefert ist, zeigt sich schon darin, dass kaum mehr etwas leicht von der Hand geht und es kaum mehr Pausen oder schmerzfreie Phasen gibt.

Was bleibt dann noch? Je dominanter die Schmerzen, umso mehr prägen sie das gesamte Leben und Denken. Sie beeinflussen damit auch das Beziehungsverhalten und umso mehr sind wiederum die Partner mitbetroffen.

Diese kommen auch immer mehr an ihre Grenzen und ihre Überforderungen werden manifester. Der Schmerz dominiert alles im Leben des oder der Betroffenen, es zählt kaum mehr, wie es dem Partner, der Partnerin geht, und gemeinsame Erlebnisse werden immer rarer. Das so zu erleben, erschöpft, macht Angst, traurig und haufenweise Schuldgefühle. Denn umgekehrt will man der leidenden Person ja weiterhin ein Partner, eine Partnerin sein, will ihr sogar mehr geben, als man bisher gegeben hat, aber man schafft es immer weniger. Die Einsamkeit beider wird immer greifbarer, das soziale Leben verarmt für beide und irgendwann einmal kann der Partner, die Partnerin nicht mehr und verabschiedet sich: Trennung, Scheidung sind die Folge. Ich weiß, dass es nicht immer so kommen muss. Zu wissen, dass es so weit kommen kann, vermag aber zu helfen, vorzeitig die Weichen richtig zu stellen und der Beziehung wieder mehr Zeit und Aufmerksamkeit zu widmen. Keine Beziehung funktioniert einfach so von allein. Da sind die Beziehungen leidender Menschen keine Ausnahme.

Wenn alles nur noch anstrengend ist, wenn Bestätigung und Erfolgserlebnisse immer seltener werden, das Leben immer mehr Disziplin verlangt und das ohne kurzfristigen Erfolg, mag der Mensch irgendwann einmal nicht mehr. Irgendwann hat er keine Kraft übrig und ist nur noch erschöpft und müde; zu erschöpft und zu müde, um zu wollen und zu müssen, um sich ewig aufzuraffen und sich zu bemühen. Auch nach jedem neuen Schmerzanfall wieder von Neuem zu beginnen laugt aus.

Irgendwann ist der letzte Tropfen ausgepresst. Die Gedanken, wie schön es wäre, einfach für immer Ruhe und keine Schmerzen mehr zu haben, nehmen zu und belasten. Und solche Gedanken überhaupt zu denken, sie auszuhalten und sich einzugestehen, kostet ebenfalls Kraft. Es sind Gedanken, die man so nicht will, die sich aber nicht darum kümmern, ob man sie denken will oder nicht.

Chronische Schmerzen und zunehmender Verlust an Kraft und Lebensfreude gehören wesentlich zusammen und prägen das Leben von Menschen mit chronischen Schmerzen.

Mit fehlender Kraft ist die Gefahr groß, immer wieder auf die Zeit zurückzublicken, als noch mehr Energie da war, als man so lebte, wie man heute glaubt, dass es das Leben war, das man wieder leben möchte. Dazu sagte mir einmal eine Klientin:[3]

»Ich habe mich abgefunden mit der Situation und deshalb vergleiche ich auch viel weniger mit früher und mit anderen. Das hilft mir. Vergleiche bringen mir nichts und machen mich nur unzufrieden und unglücklich. Versuche immer Ja zu sagen zu meinem Leben. Das ist es und so ist es, anders wird es nicht mehr.

Es hilft mir, dass ich nicht vergleiche. Das habe ich von meiner Familie. Mutter sagte immer: ›Wenn man alles wüsste, würde man nicht tauschen.‹ Das Jasagen zum Leben und zu dem, wie es jetzt ist, wurde mir zu Hause grundgelegt, von Vater und Mutter. Zufrieden zu sein, dankbar für das, was man hat. Es muss auch nicht alles hundertprozentig sein. Es gibt überall etwas, was nicht stimmt. Ich hätte nie gedacht, wie viel es mir gibt, wenn es mir gelingt, mit Demut das Leiden anzunehmen.«

Das Leben mit chronischen Schmerzen macht müde. Zu den Ursachen gehören das ständige Hoffen und Warten auf Besserung und ein Nachlassen der Schmerzen; die eigene Ungeduld zügeln, sich zurücknehmen und gelassener werden; auszuhalten, so wenig machen zu können; das ständige Auf und Ab, gute Zeiten, bessere Zeiten, schlechtere Zeiten, sich immer wieder neu darauf einstellen, enttäuscht sein, wieder hoffen und sich aufrappeln; entscheiden, mit der Therapie fortzufahren und/oder Medikamente zu wechseln, also ständig umzudenken und zu meinen, sich auf neue Situationen einstellen zu müssen; der Gedanke daran, nie mehr frei und unbelastet sein; sich damit abzufinden, dass es vielleicht nie mehr besser wird.

Chronische Schmerzen machen einsam

Der leidende Mensch ist so mit seinen Schmerzen beschäftigt, so eingeschränkt in seinen Möglichkeiten, dass er sich immer mehr von der Welt abwendet und sich in sich und seinem Leiden verliert. Der Bewegungsradius wird immer enger, und zunehmend fehlt die Kraft für den Kontakt mit anderen Menschen. Und dafür gibt es viele Gründe:
- Das Bemühen, sich stimmungsmäßig über Wasser zu halten wie auch die Stimmungsschwankungen auszuhalten, macht alles zufällig und unberechenbar.
- Was heute Freude macht, ist morgen bedeutungslos.
- Manchmal erträgt man sich und manchmal kann man sich nicht ausstehen.
- Manchmal ist man zuversichtlich und manchmal sieht man alles nur noch schwarz.
- Manchmal kann man sich zusammennehmen und manchmal will man sich nicht beherrschen.
- Manchmal freut man sich auf den Kontakt mit anderen Menschen und plötzlich erträgt man niemanden und hat nur den einen Wunsch, nämlich allein und in Ruhe gelassen zu werden.
- Sprechen fällt schwer und gleichzeitig ist das Bedürfnis vorhanden, endlich einmal über etwas anderes zu reden – und dann schafft man es doch nicht.

- Manchmal hat man ein riesiges Bedürfnis, sich zu erklären und von sich zu sprechen, manchmal dient es bloß als Ventil, ein andermal äußert sich darin das Bedürfnis, endlich verstanden zu werden. Häufig aber bedauert man im Nachhinein, so viel gesprochen und von seinem Innern nach außen gekehrt und von sich preisgegeben zu haben.
- Manchmal könnte man schreien und weinen und manchmal erscheint einem alles nur absurd und unwirklich.
- Heute weiß man, was man will, und morgen ist alles wieder anders.

Dieses sich nicht auf sich Verlassenkönnen, nicht wissen, wie es einem morgen geht, mal zuversichtlich und mal ohne Hoffnung zu sein, macht es einem Menschen, der unter chronischen Schmerzen leidet, ungemein schwer.

Wenn man sich selbst fremd ist, wenn man sich nicht auf sich verlassen kann, dann gibt es keine Sicherheit, keine Ruhe und keine Entspannung. Sich in sich selbst fremd zu fühlen bewirkt, dass man sich in seiner Welt nicht mehr daheim fühlen kann. Das alles zusammen lässt die Welt und das Leben immer kälter und einsamer werden. Man braucht seine Kräfte meist zum Überleben, und auch dafür reichen sie häufig nicht mehr. Überleben und über die Runden zu kommen reicht oft nicht, um am Leben der Mitmenschen teilzunehmen. Es macht den betroffenen Menschen einsam und schafft eine Welt, die ihn von den anderen wegbringt, ihn einschließt in eine eigene, in der andere keinen Platz mehr haben. Er ist gefangen in seiner Welt, zugeschüttet mit Schmerzen und hypnotisiert und gefangen von seinem Leiden.

Der leidende Mensch lebt jetzt nur noch in seiner Welt, die er nicht teilen kann mit anderen, es ist ein Leben, das immer weniger gemeinsam hat mit dem anderer Menschen. Es ist ein Leben, das für ihn sehr real ist und für die anderen ein Phantom. Diese erkennen zwar, wie er leidet, sich verändert und verschließt. Aber seine Schmerzen sind für sie nicht fassbar.

Und wer will schon die Mitmenschen mit dem immer Gleichen belasten und mit einem Thema, das diese gar nicht wirklich interessiert? Und auch der unter ständigen Schmerzen leidende Mensch hat irgendwann kaum mehr ein Interesse am Leben anderer. Das lässt ihn verstummen, was wiederum seine Einsamkeit, sein Allein- und Unverstandensein verstärkt. So ein Leben macht aber nicht nur einsam, sondern die Welt der anderen auch fremder und ihn selbst zu einem Fremden in der Welt der anderen. Da zieht man sich lieber zurück, als sich so einer Erfahrung auszusetzen.

Schmerzen machen einsam, und die Einsamkeit bewirkt, dass man sie noch schriller, noch belastender und buchstäblich schmerzlicher wahrnimmt. Die Einsamkeit lässt die Schmerzen wachsen, sodass man sie als dominant und brutal erleben *muss*. Sie sind einfach immer da und lassen sich nicht vertreiben. Ablenkung mag sie für einige Augenblicke verblassen lassen, aber nur, damit sie einen nachher umso lauter und eindringlicher bedrängen.

Ein Leben mit Schmerzen heißt deswegen immer auch ein Leben ganz verkrochen in sich selbst und damit entfernt von den anderen. Wie viel es an Kraft kostet, jeden Tag von Neuem mit den Schmerzen, den Belastungen und Einschränkungen zu leben, ist für andere, auch wenn sie sich noch so bemühen, nicht wirklich nachvollziehbar. Ich betone dies deswegen, weil man sich dessen bewusst sein muss, dass bei allem Bemühen niemand anders wirklich versteht, wie sehr die Schmerzen belasten. Das Bemühen, einfühlend und verständnisvoll auf die leidende Person einzugehen, hilft zweifellos, erreicht aber nicht, all das zu erfassen, was chronische Schmerzen mit sich bringen und wie sie jemanden in seiner bloßen Existenz berühren und treffen. Es gibt hier Grenzen des Verstehens, die nicht überwunden werden können. Sich das einzugestehen, hilft und bedeutet nicht, den Versuch aufzugeben, sich mit dem leidenden Menschen auseinanderzusetzen und zu versuchen, ihm auf seine Weise nahe zu sein und ihm beizustehen.

Chronische Schmerzen machen älter

In vielen Bereichen erleben Menschen mit chronischen Schmerzen sich selbst und das Leben so, wie es auch alte Menschen häufig tun, wenn es ihnen schlecht geht und sie von Altersbeschwerden geplagt werden. Nichts geht mehr einfach so, kaum etwas geht leicht und selbstverständlich von der Hand. Sie haben kaum mehr etwas vom Leben, zu genießen gibt es auch nicht mehr allzu viel, aber es geht ihnen (noch) zu gut, als dass sie sterben wollten oder könnten.

Wenn alles zu viel wird, alles nur noch mühsam vonstattengeht, immer auch etwas wehtut, seien es die Knochen oder die Gelenke, oder die Blase nicht so will, wie sie sollte, das Gehen mühsam wird und das Sitzen den Rücken strapaziert, wird alles andere leer und bedeutungslos. Und das macht das Leben so schwierig und unattraktiv. Man ist abhängig und immer mehr auf Hilfe angewiesen und hat viel zu viel Zeit zum Sinnieren.

Die Augen brennen und die Buchstaben sind zu klein, wenn man die Zeitung lesen will, und Fernsehen geht auch kaum noch, wenn man nur die Hälfte versteht. So wird das, was in der Welt passiert, zu etwas, was nicht mehr zur eigenen Welt gehört, und die Tage werden lang und länger, wenn da nicht das Bett wäre, wohin man sich immer wieder zurückziehen kann. Die Gedanken sind nicht mehr aufbauend. Sie belasten und machen alles noch schwieriger. Und die Ungewissheit der Zukunft belastet. Woran soll man denken? Ans Leben, an den morgigen Tag und die kommende Nacht? Oder ans Sterben und den Tod? Keines von beidem ist einfach. Im Gegenteil. Diese Gedanken tun weh, machen Angst, sodass man am liebsten das Denken sein lässt. So kann es einem Menschen doch nicht gut gehen, und vor allem fällt es schwer zu glauben, dass man von den Nächsten geschätzt oder gar geliebt wird. Wer ist man denn noch? Was hat man zu bieten und was soll liebenswert sein? Zu erzählen hat man nicht (mehr) viel und immer nur von den Beschwerden will man auch nicht sprechen.

Wenn überall etwas schmerzt und man nur noch müde ist, dann ist man froh, wenn alles irgendwie geht und man den Tag über die Runden bringt. Was ist das für ein Leben, wenn man die Stunden zählt und die einzige Befriedigung darin besteht, dass die Stunden vorbeigehen und bis zum Abend schon mehr Stunden hinter als vor einem liegen? Man lebt und es geht einem besser als vielen anderen. Selbstvorwürfe, dass man undankbar ist und man doch eigentlich dankbar sein sollte, dass man noch lebt, man noch Kinder hat, die ab und zu vorbeikommen, beschweren zusätzlich. Man macht sich Vorwürfe, unzufrieden zu sein, und manche denken, sich damit am Leben zu versündigen.

Ich bringe diesen Vergleich mit dem Altwerden, weil er so oder in ähnlicher Weise häufig auch von jüngeren Schmerzpatienten formuliert wird:

- »*Ich komme mir uralt vor. Es kann doch nicht sein, dass mein Leben so weiterläuft. Ich bin doch noch gar nicht so alt. Das will ich nicht.*«
- »*Das kann es doch nicht gewesen sein. Ich wollte so viel und habe so wenig erreicht. So darf es doch nicht bleiben.*«
- »*Ich will doch leben und nicht wie ein alter Mann dahinvegetieren, ohne Aussicht und ohne Perspektive, nur mit dem einzigen Lebensinhalt und Wunsch, dass alles besser wird und wieder sein wird wie früher.*«
- »*Ich will nicht sagen müssen, wie es vielleicht alte Menschen tun, mein Leben ist ›Scheiße‹. Oder: ›Das ist kein Leben. Ich bin nur noch da.‹*«
- »*Und das soll jetzt mein weiteres Leben sein? So habe ich mir mein Leben nicht vorgestellt. Da muss doch noch etwas anderes kommen!*«

- *Und ganz leise meldet sich auch eine andere Stimme: »Und wenn es tatsächlich so bleibt? Wenn es in genau gleichem Stil weitergeht? Wenn es das war? Was dann?«*

Solche Stimmen werden anfänglich weit von sich geschoben. Denn sie tun nicht gut. Das will man nicht hören, so will man sich nicht sehen, damit will man sich nicht befassen, erst recht, wenn man noch nicht alt ist. Aber je länger die Leidenszeit dauert, umso lauter werden diese Stimmen, bis sie immer mehr Platz im Bewusstsein einnehmen und sich nicht mehr wegschieben lassen.

Das Leben von Menschen mit chronischen Schmerzen ist, wie das vieler betagter Menschen, ein Leben unzähliger Abschiede. Denn auch bei ihnen geht im fortgeschrittenen Alter vieles nicht mehr, vieles müssen sie loslassen, ob sie wollen oder nicht: seien es Tätigkeiten, Hobbys, die sie nicht mehr ausüben können, oder Orte, die sie nicht mehr besuchen, und Menschen, die sie nicht mehr sehen können. Vieles, was sie an sich und ihrem Leben geliebt haben, verblasst, die Leichtigkeit des Lebens, der Stolz auf ihren Körper, ihre Beweglichkeit und Gesundheit oder die Offenheit für die verschiedensten Lebensmöglichkeiten. Abschiede tun weh, machen traurig und prägen die Stimmung auf besondere Weise. Körperlich geht vieles nicht mehr und vermehrt sind die Betroffenen auf die Hilfe und Unterstützung anderer angewiesen. Und immer mehr angewiesen zu sein auf andere, nicht mehr frei entscheiden zu können, gehört für viele Menschen zum Schlimmsten. Es hat für sie zu tun mit Scham und dem Verlust an Würde.

Schwierig ist es für alte Menschen zuletzt auch deswegen, weil sie immer wieder an Grenzen stoßen. Das eine geht nicht mehr, etwas anderes ist auch nicht mehr so leicht und selbstverständlich möglich. Überall Grenzen zu erfahren, gebremst und eingeschränkt zu werden, einen immer kleineren Bewegungsradius zu haben, verändert ihr Leben grundlegend. Sie ermüden schnell und die Schmerzen bremsen und verunmöglichen vieles von dem, was sie vorher liebten, was wichtiger Teil ihres Lebens war und was sie vermissen, wenn ihr Körper signalisiert: »Stopp, das geht nicht, das ist nicht möglich und das lasse ich nicht zu.« Eingeschränkt zu sein im beruflichen wie auch im persönlichen Leben macht unzufrieden und traurig. Es trägt alles in sich, um verbittert zu werden, sich noch mehr zurückzuziehen und aufzugeben. Ein anderer Mensch zu werden, der sich von Menschen abwendet und vom Leben innerlich verabschiedet.

Das Leben von Menschen mit chronischen Schmerzen zeichnet sich also zusammenfassend wie das Leben betagter Menschen durch folgende Eigenschaften aus:
- Eingeschränkt sein in seinen Möglichkeiten;
- dauernde Erfahrungen von Grenzen;
- Phasen, sich von etwas verabschieden zu müssen;
- nicht mehr frei entscheiden können;
- angewiesen sein auf andere Menschen, abhängig sein von externer Hilfe, einschließlich dem oft damit verbundenen Empfinden von Scham;
- gesuchter Rückzug und zunehmende Einsamkeit.

Leben im Hier und Jetzt

Ein wesentlicher Aspekt des Lebens mit chronischen Schmerzen besteht darin, dass Betroffene Gefahr laufen, entweder ganz in der Zukunft oder ganz in der Vergangenheit zu leben. Natürlich ist es verständlich, wenn man aus einer leidvollen Situation aussteigen will und gedanklich abschweift zurück zu Zeiten, als alles noch ganz anders war, alles gut und heiter und glücklich schien. Es ist nachvollziehbar, dass sich die Gedanken mit der Zukunft beschäftigen, einer Zukunft, in der alles wieder gut wird und man das Jetzige hinter sich lassen kann; dass der Wunsch groß ist, einfach auszusteigen aus einem Leben, das nur Schmerzen und Leiden schafft und das man so nicht weiterleben will. Es ist der Versuch, in Gedanken die Angst, wie es weitergeht und was noch auf einen zukommt, überlisten zu wollen – mit Träumen von einer Zukunft ohne Schmerzen und einem Leben voller Freiheit und Ungebundenheit, wo die Fesseln des Leidens gesprengt sind und man wieder frei atmen und sich des Lebens erfreuen kann.

Der Angst zu entfliehen in eine Zukunft voller Pläne und Lebensfreude ist verlockend – und doch so gefährlich. Gefährlich, weil dieses sich Entfernen von der Gegenwart zurückschlägt und das Leben erst recht schwierig macht. Jede Reise in die Vergangenheit und in die Zukunft landet schließlich wieder im Hier und Jetzt, und dies meist viel härter und brutaler, als einem lieb ist. Neben dem Wunsch, der »Tristesse« des Lebens zu entfliehen, ist es also vor allem die Angst, die die Gedanken in die Zukunft und die Vergangenheit lenkt.

Dabei ist das Abschweifen der Gedanken in die Zukunft in den wenigsten Fällen eine Reise in die Unbeschwertheit, sondern meist eine

Reise in eine dunkle und schwere Zeit, eine Perspektive, die nahe der Hölle liegt. Denn die Vorstellung des zukünftigen Lebens macht auch Angst, weil sich der gegenwärtige Zustand eben nicht einfach ausblenden lässt, und belastet die vorhandene Situation. Es ist eine Angst, die in alle Ritzen dringt, die gefangen nimmt und für eine schlechte Stimmung sorgt. So können keine Freude und Zuversicht in der Gegenwart entstehen, es kann nicht einmal kurzes, spontanes und zuversichtliches Aufblinken geben. Die Angst geht stets vom Schlimmsten aus und die dazugehörige Fantasie kennt in der Regel keine Grenzen. Alle Gedanken drehen sich um den »worst case«. Derlei Angst nimmt Mut, Zuversicht und Hoffnung, untergräbt die Gelassenheit und Unbekümmertheit und bewirkt, dass alles, was das Leben immer noch positiv macht, in sich zusammenfällt. Es entsteht ein Trümmerhaufen von all dem, was das Leben auch noch bringen kann. Die Angst ist stärker als die Gegenwart, wenn man sich ihr hingibt.

Daher ist es so wichtig für chronisch Leidende, sich mit den Gedanken im Hier und Jetzt aufzuhalten und in der Gegenwart geerdet zu bleiben, obwohl die Verlockung, gedanklich abzuschweifen, nachvollziehbar und zweifelsohne groß ist. Im Schmerzzustand an später zu denken, gibt der Zukunft eine schwarze und düstere Farbe und macht auch die Gegenwart nicht heller. Genauso wie das Zurückgehen in Gedanken an frühere Zeiten ein Bild der Vergangenheit malt, das die Gegenwart noch düsterer erscheinen lässt, häufig die Vergangenheit idealisiert und Negatives ausblendet.

Leben im Hier und Jetzt erschafft ein Leben des im Moment Möglichen und geht nicht von einem Zustand aus, der einmal eintreten könnte: *»Wenn ich nicht mehr kann, wenn ich zu erschöpft bin für alles, wenn ich in den Rollstuhl muss, nur noch Schmerzen habe.«* Leben im Hier und Jetzt schafft Raum für Spontaneität, für Sternschnuppen und Überraschungen und öffnet den Blick für Kleines, das berühren und Freude schaffen kann. Die Gegenwart kann man anfassen, aber die Zukunft schwebt über dem Boden und zerfließt zwischen den Fingern. Man kann sie nicht greifen und doch ist sie, wenn man sie in die Gegenwart holt, scheinbar so real und fassbar, dass sie das Hier und Jetzt dominiert. Dabei verdeckt sie auch noch vorhandene alltägliche Freuden, lässt dunkle Wolken heraufziehen, verdeckt die Sonne und mögliche Freuden und Momente der Zufriedenheit.

2. Was chronische Schmerzen im Leben (noch) bewirken

Rückzug – auch vor dem eigenen Leben

Schmerzen sind lauter als alles andere und sie sind einem Menschen physisch näher als irgendeine Person. Man kann sie nicht fassen und doch sind sie präsent. Nur wer sie hat, kann etwas über sie aussagen. Für die anderen Menschen sind sie nicht sichtbar, nicht wahrnehmbar. Sie sind nur durch die Person, die sie erfährt, real. Erlebbar sind für die anderen nur die Auswirkungen auf diejenigen, die von ihnen betroffen sind, zum Beispiel über ihre Mimik, Veränderung ihres Aussehens, ihrer Ausstrahlung und ihres Verhaltens. Die Betroffenen verändern sich – und dabei geht es primär um keine positive Veränderung. Positiv wäre es, wenn ein aktives und selbstbestimmtes Annehmen der Schmerzen sichtbar würde. Zeigen würde sich das in einer größeren Gelassenheit und einem zufriedeneren Ausdruck, der auch ruhiger und gefasster wäre, weniger verzweifelt, gequält, unglücklich, verbissen oder verbittert. Leidende Menschen müssen nicht sprechen, um in ihrem Leiden erkannt zu werden. Ihr Ausdruck sagt alles, auch wenn sie ihren Zustand noch so zu verbergen suchen. Bewusst annehmen, was nicht geht, und genießen und dankbar sein für alles, was möglich ist – auch wenn es nicht in der gleichen Intensität und Ausprägung ist wie früher –, verhilft auch dazu, nicht noch zusätzlich körperlich gezeichnet zu werden.

Chronische Schmerzen sind etwas ganz anderes als noch so starke zeitlich befristete Schmerzen. Das macht das Gespräch mit Nichtleidenden so schwierig. Man spricht vom Gleichen und meint doch etwas anderes. Kaum ein Mensch, der nicht unter chronischen Schmerzen leidet, kann ermessen, was es bedeutet, über so lange Zeit von Schmerzen vereinnahmt zu sein, nichts dagegen ausrichten zu können, ohne die Hoffnung, endlich wieder frei und unbelastet zu sein. So ein Leben ist für andere kaum vorstellbar: ständig den Rucksack der Schmerzen tragen zu müssen; sich immer krank oder geschwächt zu fühlen; sich nie so geben zu können, wie man möchte; fortwährend von den Schmerzen geplagt und gestört zu werden; sich nie frei und unbelastet etwas hingeben zu können.

Wie will und kann man eine solche Situation oder ein solches Erleben und Leben mitteilen, wenn der oder die andere in einer ganz anderen Welt lebt und letztlich sehr wenig mitbekommt von dem Leiden, das einen ständig plagt? Nicht nur, weil der leidende Mensch immer mehr verstummt, sondern weil ein solches Leben auch schwer beschreibbar ist und die richtigen Worte fehlen oder nur einen blassen Abriss dessen zeigen können, was er zu tragen und zu ertragen hat. Wenn man selbst nicht weiß, wie es um einen steht, man sich in sehr vielem selbst nicht versteht, wie soll man sich dann ausdrücken, und dies auch noch so, dass andere einen verstehen? So bleibt man lieber allein und meidet Begegnungen mit anderen Menschen.

Es gibt auch immer weniger, was die leidende Person wirklich interessiert. Alles verliert an Bedeutung, und das nicht zuletzt, weil die Kraft fehlt, sich auch noch darum zu kümmern. Das Schöne wird zu einem Muss und verlangt – wenn man überhaupt noch darauf aus ist – immensen Aufwand, es sich vorzustellen oder gar zu erleben. Die Schmerzen sind einfach zu laut und übertönen alles andere. Die Welt des leidenden Menschen wird immer kleiner, enger und leerer. Und das birgt die große Gefahr in sich, dass er all dem ausweicht, was die Schmerzen nur noch verstärken würde. Durch Vermeiden dessen, was ihm gefährlich erscheint, unternimmt er weniger, was ihm auf längere Sicht zusätzlich Kräfte raubt; Weichen für Verhaltensweisen werden gestellt, die nicht guttun. Neben den Schmerzen gibt es dann nur noch sehr wenige Themen, die ihn beschäftigen und wirklich interessieren. *»Ich würde schon, wenn...«*

Es gibt auch noch andere Gründe, weshalb leidende Menschen den Gesprächen mit anderen ausweichen und sich vermehrt zurückziehen: Sie können nicht mehr im gleichen Maße am Gemeinschaftsleben teilnehmen, weil sie nicht mehr so mobil und häufig auf andere angewiesen sind. Und sie haben genug davon, immer in der Rolle des Bittstellers sein zu müssen. Sie müssen öfters absagen, sodass sie gar nicht mehr gern etwas im Voraus abmachen. Wenn man Schmerzen hat, kann man nicht mehr so genießen, ist abgelenkt und absorbiert. Man kann sich nicht mehr richtig freuen und deshalb lässt man es auch eher sein. Auch das Zusammensein ermüdet, strengt an, und häufig weiß man nicht, ob man das alles überhaupt durchsteht. Anderen zuzuhören und ihren Gedanken zu folgen, macht müde, und wenn es einen nicht interessiert, braucht es noch mehr Kraft, gedanklich zu folgen – das Gespräch wird zur Tortur.

Unter chronischen Schmerzen leidende Menschen werden zunehmend menschenscheu und verlieren auch die Übung im Sprechen. Sie sind gezwungen, Prioritäten zu setzen:

»Wenn ich dort mitmache, reichen die Kräfte nicht mehr für das andere, und mehr als ein Termin am Tag ist nicht drin.«

»Wenn ich etwas mitmache, muss ich das anderentags büßen. Ist es mir das wert?«

Das sind Gedanken und Entscheidungen, die schmerzleidende Menschen ständig treffen müssen.

Niedergeschlagenheit, Verzweiflung, Orientierungslosigkeit und Weltschmerz, Müdigkeit, Energielosigkeit, gedämpfte Stimmung und Selbstzweifel – all das sind normale Reaktionen auf chronische Schmerzen, genauso wie die Ängste, die aus allen Löchern gekrochen kommen.

Wer so hineingezogen wird in die Schwere chronischen Leidens, ist nicht psychisch krank, auch wenn er alles nur noch schwarz und negativ sieht. Er muss nicht zwangsläufig »depressiv« sein, wenn er kaum die Kraft aufbringt, sich über seine Schmerzen hinweg für andere und anderes als sein Leiden zu interessieren.

Wer aufgrund permanenter Schmerzen das Leben nur noch als schwer und belastend erlebt, zeigt zwar *Anzeichen* einer Depression und häufig Symptome, wie man sie bei depressiven Menschen kennt. Von einer Depression darf aber erst gesprochen werden, wenn der betroffene Mensch eine depressive Entwicklung durchlebt hat, die in die frühe Kindheit zurückgeht. Schmerzen allein bewirken noch keine Depression. Dafür braucht es diese Entwicklung. Wer nicht aufgrund seiner kindlichen und/oder jugendlichen Vergangenheit Verhaltensweisen und Einstellungen erlernt und eingeübt hat, die ihn zunehmend überforderten und erschöpften, der wird in keiner noch so schwierigen Situation depressiv reagieren, sondern über ausreichende Resilienzkräfte verfügen. Solche früh eingeübten depressiven Verhaltens- und Einstellungsmuster sind zum Beispiel: sich nicht ernst nehmen, sich überfordern und sich immer unter Druck setzen, lieblos und streng mit sich umgehen. Depressives Verhalten ist *gelerntes* Verhalten. In früher Kindheit gelernt, jahrelang gelebt und verstärkt und verfestigt.[4]

Wer keine depressiven Überforderungsmuster aufgebaut hat, kann nicht depressiv werden. Das ist der Dreh- und Angelpunkt bei der Erfassung der Depression und das Hauptkriterium beim Entscheiden, ob jemand depressiv agiert oder nicht. Eine Depression, wie ich sie aufgrund meiner über vierzigjährigen Berufserfahrung sehe, ist ein jahrelanger Zustand, betrifft die ganze Person und prägt die gesamte Persönlichkeit.

Wer in seinen Gedanken nicht frei ist, mag einen Sonnenaufgang immer noch schön finden, aber empfindet anders. Wenn ein Mensch keine Kraft mehr hat und ihm alles schwer und häufig sogar hoffnungslos erscheint, stehen nur noch seine Schmerzen im Vordergrund und verdecken das Licht und die Helligkeit. Im Schatten erscheint alles dunkler und schwärzer und das Leben weniger lebenswert.

Wer im Schatten lebt, friert auch mehr – sowohl physisch wie auch psychisch. Mit chronischen Schmerzen zu leben bedeutet, sich ständig im roten Bereich zu bewegen. Ständig im Stress zu sein. Es verwundert nicht, dass in einem solchen Leben die physische wie psychische Widerstandskraft schwindet und so Tür und Tor öffnet für andere Krankheiten.

Menschen, die von früh an negative, depressive Denkmuster gelernt haben, sind von daher sehr anfällig dafür, gerade unter der Belastung durch chronische Schmerzen eine akute Depression zu entwickeln[5] – weil sie eben nicht gelernt haben, eine gesunde Resilienz aufzubauen. Aber genau hier gibt es auch einen Ansatzpunkt für sie, einen neuen Umgang mit den chronischen Schmerzen, ebenso wie mit den depressiven Denkmustern, zu finden. Resilienz lässt sich lernen und aufbauen.[6]

Die chronischen Schmerzen kann man, sosehr man sich das wünscht, jedoch auch mit den besten psychologischen Tricks nicht aus der Welt schaffen. Es kann deshalb für den betroffenen Menschen nicht darum gehen, die Schmerzen zum Verschwinden zu bringen, sondern anders, besser mit ihnen zu leben und sich mit ihnen und dem Leben mit Schmerzen zu versöhnen. Wir werden später sehen, dass es zwar ein Versöhnen mit den Schmerzen gibt, dass aber viel entscheidender das Versöhnen des Menschen mit sich selbst ist.

Man darf sich nicht den Vorwurf machen, zu wenig oder nichts getan zu haben, wenn einen die Schmerzen immer noch plagen. Und vor allem darf man sich nicht einreden, man sei schuld, wenn man Schmerzen hat, man habe zu wenig getan, so wie man sich nicht vorwerfen darf, falsch gelebt oder etwas nicht gut genug gemacht zu haben. Wer über lange Zeit hinweg unter Schmerzen leidet, neigt dazu, sich dafür verantwortlich zu fühlen, und statt verständnisvoll mit sich umzugehen, sich abzuwerten und sich das Leben mit Selbstvorwürfen und schlechtem Gewissen noch schwerer zu machen, als es sonst schon ist.[7]

Viele Menschen tendieren dazu, sich die Schuld zu geben, wenn etwas nicht gut läuft. Im Nachhinein ist es immer einfach, sich mögliches Versagen und Fehleinschätzungen zum Vorwurf zu machen. Als Betroffener verfügt man sicher nicht über die nötige Distanz und Fachkenntnis, um einschätzen zu können, ob frühere Verhaltensweisen zum gegenwärtigen Zustand geführt haben. Aber es ist schwierig, nicht in diesen Selbstvorwurfsmodus hineinzugeraten. So vieles bietet sich an, sich mit Vorwürfen und Vorhaltungen einzudecken:

Dass man etwas verschleppt oder verpasst hat, die Symptome nicht genügend ernst genommen und zu lange mit dem Arztbesuch gewartet hat, den Anordnungen des Arztes nicht nachgekommen ist oder nur schlampig und nachlässig; dass man die Therapie nicht ernst genug genommen hat, die Medikamente ausgesetzt oder im Alltag zu wenig für sich gesorgt hat, sich zu viel Stress und Arbeit zugemutet und zu wenig Erholung gegönnt hat; dass die Partnerin gewarnt hat, man darüber hinweggegangen ist und ihre Mahnungen als ängstlich oder hysterisch abgetan hat. Jetzt hat sie recht bekommen und muss das Ganze noch mittragen und leiden.

»Hätte ich doch, wenn ich doch nur, warum habe ich nicht, ich könnte mich selbst ohrfeigen, warum war ich nur so blöd und uneinsichtig!« – Das sind Äußerungen, die man oft hört. Sie lassen sich nachempfinden, aber sie bringen nichts, außer noch mehr Verzweiflung. Und je länger die Leidenszeit dauert, umso schwieriger wird es für die Betroffenen, geduldig und gelassen zu bleiben, sich zu verstehen und zu verzeihen. Zu sehen und anzunehmen, dass Zweifel und Verzweiflung Teil des Krankheitsverlaufes sind; dass Dünnhäutigkeit und Gereiztheit genauso dazugehören wie Phasen der Trauer und der Traurigkeit; dass sich zurückziehen, Kontakte meiden und Gesprächen ausweichen ebenso dazugehört wie die Selbstvorwürfe, schwach zu sein und sich zu wenig anzustrengen.

Wichtig ist das Verstehen und nicht das Bewerten, Urteilen und Verurteilen.

Ein anderer Mensch?

Die Schmerzen betreffen immer den ganzen Menschen. Körperliche Schmerzen haben, wie erwähnt, eben auch psychische und emotionale Aspekte. Körperliche Schmerzen belasten emotional und wirken sich auch auf Stimmungen und Interessen, die Belastbarkeit und Sensibilität aus. Sie erschöpfen psychisch und physisch. Man ist derselbe Mensch, und doch fühlt man sich nicht mehr als derselbe Mensch wie früher: Man fühlt sich nicht mehr gleich fit, das Gedächtnis ist nicht mehr so gut, die Lebensfreude ist abhandengekommen oder blitzt immer nur noch kurz auf. Unbekümmertheit, Spontaneität und Optimismus sind auf der Strecke geblieben. Langsamkeit, Ängstlichkeit und Verunsicherung haben das Zepter übernommen und vermitteln einem das Gefühl, ein anderer, eine andere zu sein. Ja, man reagiert anders, ist defensiver und vorsichtiger – muss es auch sein, um sich nicht zu überfordern oder etwas in Gang zu setzen, was schlecht für den Körper oder die Gesundheit ist. Aber ist man deswegen ein anderer Mensch?

Ja und nein. Es sind andere Facetten der Persönlichkeit, die jetzt im Vordergrund stehen, und manche andere sind nicht mehr so bestimmend und wichtig, wie sie es bisher waren. Der Kern der Persönlichkeit aber ist derselbe geblieben: Werte, Einstellungen, Persönlichkeitsmerkmale und Lebenseinstellung wie etwa: Vertrauen in andere Menschen; Kontrollbedürfnis; das Bedürfnis, verstanden zu werden; nach Unabhängigkeit zu trachten; die eigene Bewertung von Abhängigkeit und Ohnmacht; eher zurückhaltend oder forsch und überschießend sein. Vieles davon mag vielleicht gedämpft und gebremst sein, überlagert von anderem, aber verschwunden sind alle diese Eigenschaften nicht. Wie man beispielsweise auf etwas oder jemanden reagiert, das oder der einen nicht in Ruhe lässt: Kann man ihn negieren oder wirft er einen aus dem Gleis, steht man darüber oder kommt man ins Rudern? Wie leicht oder wie schnell lässt man sich verunsichern? Wie schnell ist man entmutigt und gibt auf? Wie reagiert man auf etwas oder jemanden, dem man ausgeliefert ist? Wehrt man sich, lehnt sich auf, wird man böse und aggressiv, oder gibt man sofort nach, zieht sich zurück, wehrt sich nicht, ergibt sich oder resigniert? Wie groß sind der Lebenswille und die Kampfbereitschaft?

Bei all diesen Fragen reagieren die Menschen entsprechend ihrer Persönlichkeit. Vielleicht nicht mehr so offensichtlich wie früher, aber sie spüren, auch wenn sie sich jetzt gebremster, zurückhaltender und defensiver verhalten, dass ihr wahrer Kern nicht verschwunden ist. Jeder kennt das an sich selbst. Wenn man müde, gestresst ist, erträgt man weniger, ist in seinen Bewegungen fahriger und unsicherer. Man reagiert abrupter, vielleicht auch aggressiver, als man es sonst tun würde. Man ist weniger belastbar, weniger selbstsicher und fühlt sich weniger stark und geerdet, aber man ist deswegen kein anderer Mensch geworden.

Jeder Mensch reagiert im Zustand des Schmerzes anders, und anders ist meist auch die eigene spontane Reaktion auf den Extremzustand. Denn um einen solchen handelt es sich bei chronischen Schmerzen. Es sind Grenzerfahrungen, die die betroffenen Menschen machen. Sie sind gefordert, wie sie es sonst kaum je waren. Und so reagieren sie denn spontan anders auf die belastende Schmerzsituation, aber intuitiv stimmig und persönlich – ohne dabei ein anderer Mensch geworden zu sein.

Schmerzen, die verändern

Schmerzen verändern das Körpergefühl und damit ganz entscheidend auch das Lebensgefühl. Ein schmerzender Körper ist kein Ort der Lust und der Freude. Nicht mehr attraktiv zu sein, nicht mehr Gefallen zu finden am eigenen Körper oder sich nicht mehr schön zu fühlen, macht das Leben ärmer. Wer seinen Körper schmerz- und leidvoll erlebt, verliert die Freude an ihm, verliert das Vergnügen, das der Körper einem Menschen bereiten kann. Aber auch eine Gegenreaktion scheint möglich:

»*Wenn ich meinen Körper schon als schmerzhaft erlebe, will ich ihn besonders pflegen, will ich ihm vermehrt Aufmerksamkeit zukommen lassen und mich um ihn kümmern. Denn gerade er verdient jetzt, besonders gepflegt und umsorgt zu werden, und ich will auf keinen Fall, dass er mich abstößt. Im Gegenteil, er soll strahlen und mir Freude bereiten, indem ich mich schön mache und besonders sorgfältig mit ihm umgehe. Ich will mich schön finden können, mich freuen, wenn ich in den Spiegel schaue, und nicht zulassen, dass die Schmerzen meine Züge verhärten und verbittern. Gerade weil ich Schmerzen habe, will ich das an meinem Körper bewahren und pflegen, was ihn mir attraktiv macht und Freude bereiten kann.*«

Schmerzen verändern. Ich denke da an Unabhängigkeit, Freiheit und Selbstständigkeit. Auch die eingeschränkte Mobilität macht vielen zu schaffen. Zu schaffen macht aber auch, dass sich die Betroffenen immer mehr in der Rolle des/der Unterlegenen und Schwachen erleben. So viel Zeit müssen sie für die Pflege, die Therapien, die Arzt- und Krankenhausbesuche aufbringen, dass gar nicht mehr so viel Zeit und Raum für anderes bleibt. Und dieses andere – nicht zuletzt die sozialen Kontakte – hat häufig keinen Platz, weil man langsam geworden ist, schnell ermüdet und zu viele Wechsel in der Umgebung nicht verkraftet.

Das Leben ist nüchtern und karg geworden. Wenig Freude, wenig Abwechslung, wenig Überraschungen. Der oder die Einzelne ist froh, wenn alles einigermaßen geordnet verläuft. Überraschungen bringen Stress und Spannung mit sich, tun nicht gut und erzeugen außer Aufregung und Hektik wenig Positives. Es fällt schwer, einfach nur draufloszuleben. Alles ist umständlich und mühsam und das Gefühl, wenig bis nichts geleistet zu haben und doch müde zu sein wie nach einem schweren Arbeitstag, deprimiert. Nichts zu machen, nichts zu leisten und sich doch zu erschöpfen, ist keine gute Gleichung und tut dem Selbstbewusstsein keinen besonderen Dienst. Es ist kein Wunder, dass ab und zu Gedanken auftauchen, für andere nur noch eine Belastung zu sein. Und wenn sich solche Gedanken melden, wird alles noch eine Stufe schwieriger. Dann muss man sehr kämpfen, um nicht die Frage nach dem Sinn eines solchen Lebens aufkommen zu lassen oder, wie es Einzelne tun, sich für das Sterben zu entscheiden.

Schmerzen machen müde, dünnhäutig und absorbieren sehr viele Kräfte. Wie bereits erwähnt, schwächen sie die physischen und psychischen Abwehrkräfte. Sie stressen, und andauernder Stress erschöpft und schwächt nicht zuletzt das Immunsystem. Auch lassen die Kräfte nach, um mit anderen Problemen – physischen wie psychischen, alten wie neuen – bestimmter und sinnvoller umgehen zu können, wie zum Beispiel mit Folgeschmerzen vergangener Operationen, Grippen, Infektionen, irreversiblen Beschwerden; Zwängen, Aggressionen, depressiven Verstimmungen, Stimmungsschwankungen, sexuellen Störungen, Angstzuständen, Panikattacken; früheren Konflikten, die reaktiviert werden können. Vergessenes kann sich in den Vordergrund schieben, genauso wie sich auch frühere Schuldgefühle wieder melden oder neue sich intensivieren können.

Konflikte in der Ursprungsfamilie können plötzlich wieder zum Vorschein treten; Probleme, die man mehr oder weniger im Griff zu haben glaubte, können wieder aus dem Ruder laufen; Schwierigkeiten im Umgang mit Menschen und dem Leben oder auch Persönlichkeitszüge und Verhaltensmuster können sich verschärfen oder wieder neu auftauchen, wie etwa Eifersucht, negatives Bewerten, latente Ängstlichkeit, depressive Denkmuster, Jähzorn, Perfektionismus.

Der schmerzleidende Mensch muss also an vielen Fronten kämpfen und kann sich damit so weit verausgaben, dass er vielleicht auch nicht mehr leben will. Das Leben ist für ihn nur noch Kampf. Und ein Kampf ohne Hoffnung erscheint vielen sinnlos. Die Betroffenen sind geschwächt und sich Aufdrängendem ausgeliefert. Sie haben nicht mehr die Ressourcen zur Verfügung, die sie haben müssten, um mit der Situation klarzukommen. Häufig wird alles zu viel, salopp ausgedrückt: überall, wo man hinschaut, nur Baustellen. Und dennoch sagt die eigene Lebenserfahrung, so banal und abgedroschen es auch klingt: *»Es geht im Leben immer weiter, und was morgen kommt, weiß niemand, und* *was gestern war, ist vorbei und mich gibt es immer noch und die Welt ist auch noch da.«*

»*Nichtssagend und blöd*«, werden einige vielleicht dazu sagen. Aber in dieser Erfahrung steckt auch die positive Botschaft, dass noch etwas Gutes auf einen zukommen, dass man nicht alles im Griff und unter Kontrolle haben kann und es keine einfachen Gesetzmäßigkeiten gibt, nach denen das eigene Leben verläuft. Das wiederum ermöglicht die Erfahrung, auch einmal loslassen zu können; dass solches Loslassen eben auch zum Leben gehört. Es ist doch mehr möglich, als man anfänglich gedacht hat – und man kann sich auch verändern, und das nicht nur zum eigenen Nachteil –, selbst wenn keine Anzeichen für ein derartiges »Wunder« sichtbar sind.

Verlieren und Gewinnen

Menschen mit chronischen Schmerzen verlieren nicht nur, sie gewinnen und sie lernen auch. Das sage ich, ohne zu beschönigen oder schönzufärben. Man lernt und gewinnt beispielsweise das Annehmen der widersprüchlichen und gegensätzlichen Seiten von sich: geduldig und ungeduldig zu sein, tapfer und feige, stark und schwach, gesellig und scheu, hoffend und verzweifelnd.

Man lernt, sich anzunehmen, wie man gerade ist, den eigenen Umgang mit Stimmungsschwankungen, sich auf Unberechenbarkeiten einzustellen, das Loslassen von Kontrolle und Absicherung. Man macht die Bekanntschaft mit ganz unterschiedlichen Gefühlen in einer Intensität, die man vorher nicht gekannt hat, begleitet von Stimmungswechseln in einer Geschwindigkeit und Häufigkeit, dass man vielfach gar nicht mehr nachkommt. Hinzu kommen sogar Erfahrungen von Glücksgefühlen in solchen Momenten, wo man sich eigentlich verletzt und traurig fühlt. Himmelhochjauchzend und zu Tode betrübt – und das immer wieder.

Alles scheint irgendwie kopfzustehen und aus dem Ruder zu laufen. Und gerade auf diese Weise lernt man sich selbst tatsächlich immer besser kennen, obwohl man sich in vielem fremd ist. Man lernt, sich zu verstehen und dass Verstehen hilfreich ist und dazu beiträgt, sich auch in Extremsituationen zu akzeptieren und Ja zu sagen zu einem für einen selbst noch fremden Leben.

Dazu kommen: Freude am Kleinen, wie Blumen, Schmetterlingen, an der Sonne, am Kinderlachen; Dankbarkeit für jeden Moment, in dem es weniger wehtut, in dem man sich ablenken und vergessen kann. Man freut sich über jeden Trost, jedes Lächeln und jeden Gruß, über jeden kleinsten Fortschritt, über alles, was noch geht und möglich ist.

Man freut sich, intensiver erleben zu können. Man lernt, verständnisvoller zu werden für das Leid anderer Menschen. Eindeutiger zu sein in dem, was man will oder auch nicht will. Sich für sich einzusetzen, Anwalt für sich selbst zu sein. Sich besser kennenzulernen. Annehmen des momentan möglichen Umganges mit den Schmerzen. Genügsam, bescheiden und zufrieden zu werden. Nicht mehr nur zu vergleichen. Nicht mehr dem nachzutrauern, was einmal war.

Man genießt sogar ein Leben im Hier und Jetzt. Sich auf das Wesentliche besinnen zu können; erkennen, was wichtig ist, und vermeiden all dessen, was nicht nötig ist. Glücklich darüber zu sein, wenn es anderen gut geht. Die Verantwortung auch einmal an Fachleute delegieren zu können, ohne sich dabei aufzugeben und jede Eigenverantwortung beiseitezuschieben. Vertrauen schenken und Misstrauen ablegen zu können. Sich verantwortlich zu fühlen für das eigene Wohlbefinden und die eigene Zufriedenheit. Selbst bestimmen, was möglich ist.

Das Gefühl, das Ruder des Lebens nicht aus der Hand zu geben, tut einem gut. Sich nichts vormachen, ehrlich sein mit sich. Sorgfältig und behutsam mit sich umgehen.

Auf den Körper hören und ihn ernst nehmen. Zu lernen, mit Enttäuschungen umzugehen, wenn etwas, worauf man sich gefreut hat, plötzlich nicht mehr möglich ist, bringt einen weiter, sich fügen und dennoch die eigene Souveränität bewahren.

Chronische Schmerzen können den betroffenen Menschen also doch zu einem immer noch befriedigenden und persönlicheren Leben führen. Sie helfen ihm, sich näherzukommen, ein vielleicht auch weniger selbstverständliches Leben zu führen und sich weniger im Mainstream zu bewegen. Man sagt, alle Wege führen nach Rom. Man kann auch sagen, es gibt verschiedene Möglichkeiten, sich zu finden und sich für ein befriedigenderes Leben zu entscheiden – und eine davon ist ganz sicher der Weg über die Schmerzen. Es hat etwas Tröstliches an sich, dass Schmerzen den Menschen nicht nur Leid, sondern auch Gutes bringen können, auch wenn man das meist erst mit zeitlichem Abstand im Nachhinein sehen und annehmen kann. Nicht zuletzt auch deshalb, weil im Erfahren der Schmerzen ein Satz dieser Art – und wenn er noch gut gemeint ist – meist als zynisch erfahren und Beweis betrachtet wird, dass niemand einen versteht oder man denjenigen, der unter chronischen Schmerzen leidet, nicht verstehen kann.

Wenn etwas wegfällt

Wenn etwas Entscheidendes wegfällt, braucht der Mensch Zeit, es zu realisieren und anzunehmen. Das ist ein mühsamer, langsamer und schmerzlicher Prozess. Es genügt nicht, dies verstandesmäßig zu durchschauen und für sich einfach abzuhaken. Ähnlich wie in einem Trauerprozess sind es verschiedene emotionale Phasen, die ablaufen müssen, oder anders gesagt, die der betroffene Mensch durchleiden muss.

Zuerst muss er überhaupt realisieren, dass sich in Zukunft wenig, vielleicht auch gar nichts mehr verändert. Dann gilt es zu akzeptieren, dass er damit leben muss, dass es so bleibt und ein sich dagegen Auflehnen nicht lohnt, sondern reiner Kräfteverschleiß ist. Als Nächstes geht es darum, emotional damit fertigzuwerden. Gedanken wie »*Für immer*« und »*Nie mehr wie früher*« drängen sich nun in den Vordergrund, auch die Frage nach dem »*Warum?*« und dem »*Warum ich?*«. Dann durchgeschüttelt zu werden mit Gefühlen der Trauer, des Frustes, der Auflehnung, bis man nach langem Hin und Her und Auf und Ab allmählich zur Ruhe kommt, entweder mit der Feststellung »*So ist es jetzt!*« oder mit permanenter Auflehnung und langsamer Verbitterung.

Entweder bleibt der betroffene Mensch in diesem Gefühl, »nicht zur Ruhe und zu keiner Lösung zu kommen«, stecken und wird schwierig, oder er realisiert, dass es ihm nichts bringt, sich ständig aufzulehnen, dass er sich dabei selbst schadet und sich und seinen Nächsten das Leben umso schwerer macht.

Doch glaubt er einmal, für sich klarer zu sehen und zur Ruhe kommen zu können, stellt sich allzu oft plötzlich doch wieder alles auf den Kopf und er muss wieder von Neuem anfangen, verwerfen, was bisher gültig und richtig schien. Immer wieder neu anfangen, verwerfen, sich neu einstellen und dabei gar keine Kraft mehr haben.

Wie soll man anderen davon erzählen? Das geht gar nicht. Das kann man nicht und das will man nicht. Man könnte sagen, wie einen das alles herausfordert, dass man sich manchmal stark fühlt und jetzt, im Moment, gar nicht sagen könnte, wie es einem geht. Man könnte versuchen zu erklären, dass alles im Fluss ist und man nur probieren kann, mitzuhalten. Dass man sich so unsicher und unklar erlebt und eigentlich doch genauer wissen müsste, was man will und wie es einem geht. Wie soll man das alles mitteilen, wenn man sich gleichzeitig schämt, sich nicht besser im Griff zu haben, sich schämt, nicht besser und souveräner mit seinem Leben zurechtzukommen? Es ist so vieles, was sich verändert hat oder verloren gegangen ist, was traurig und unglücklich macht: die Spontaneität und Lebensfreude, die einem abhandengekommen sind, die Sicherheit und das Beheimatetsein im eigenen Körper, die Leichtigkeit und der Humor, die Unbekümmertheit und Sorglosigkeit. Es gibt ganz wenige Menschen, die man so nahe an sich heranlässt, um ihnen das Persönlichste und Verletzlichste zu zeigen.

Es ist alles so offen, so unklar und widersprüchlich. Es ist alles anders und nicht fassbar, und es sind fundamentale Themen, die einen beschäftigen. Themen und Fragen, die sich aus dem Alltag ergeben, die andererseits aus der Tiefe der Seele zu kommen scheinen und alles infrage stellen. Man will Antworten und genau diese kann man sich nur langsam geben. Es tauchen Themen auf, die man sich so nie gestellt hat, denen man aber nicht ausweichen kann, weil sie ein anderes Gewicht haben als Themen, die einen früher beschäftigten. Es geht dabei ums Leben und dessen Sinn, es geht um Freundschaft, Beziehung, Gott, das Alleinsein und ums Sterben und den Tod.

Was, wenn das, was einem persönlich wichtig ist, wegfällt: Gesundheit, Job, Karriere, Beziehung, Anerkennung und Bestätigung? Man kann verharren im Verlust, man kann ihn betrauern und bejammern, dem Vergangenen nachweinen, Unzufriedenheit aufbauen und diese zur Verbitterung werden lassen: »*Immer die anderen haben Glück, immer bin ich es, der Pech hat. Weshalb ich und warum in aller Welt geht es immer nur den anderen besser als mir?*«

Wenn so viel wegfällt, bedeutet das aber nicht zwangsläufig, dass alles nur schlecht werden muss. Es gibt verschiedene Wege, in einem Verlust oder in einem »Weniger« ein »Mehr« zu erkennen: Schauen, was noch bleibt oder möglich ist. Sehen, was trotzdem möglich ist. Sehen, was sich durch den Verlust an Neuem auftut.

Einigen hilft es, wenn sie sich und ihre Situation mit denen vergleichen, denen es schlechter geht. (Es sei denn, dieser »gut gemeinte« Rat wird einem von anderen angetragen. Dann kann er nur allzu leicht das Gefühl verstärken, nicht verstanden und nicht ernst genommen zu werden.)

Die neue Lebenssituation als Aufgabe und Herausforderung sehen: »*Gibt es denn nicht auch noch anderes, was mich oder meine Zufriedenheit ausmacht?*« Den Verlust als Chance zu sehen. Schauen, was anderes an den Platz treten kann. Sehen, dass erst mit dem, was verloren geht, eine Neuorientierung möglich wird.

Mit dem, was geht, kann der Mensch sich erfahren als jemand, der nicht an Altem festhält, sondern in der Lage ist, sich anzupassen und sich neu zu orientieren und neu zu finden. Sich an Neues anzupassen und nicht einfach nur am Alten festzuhalten, ist eine Fähigkeit, die heute im Beruf und in der Gesellschaft erwartet oder gar gefordert ist. Wer im Beruf weiterkommen will, muss diese Flexibilität besitzen.

Schmerzen werfen den Menschen auf sich selbst zurück. Wichtig ist aber, dass das nicht in einem vorwurfsvollen und jammernden Ton passiert, sondern auf eine Weise, die einen näher zu sich selbst bringt. Alles, was den Menschen näher zu sich führt und ihm guttut, *ist* gut – auch wenn es die Schmerzen sind, die ihm helfen können, ein engeres Verhältnis zu sich selbst zu finden. Sie können helfen, sich in seinem Sosein besser anzunehmen und unabhängiger von außen und dadurch selbstbestimmter und echter zu werden.

Wenn ich das schreibe, meine ich nicht, allem um jeden Preis einen Sinn abgewinnen zu müssen. Doch Verluste, auch Versagen und Enttäuschungen, sind häufig Triebfedern für Neuentwicklungen und Motivationsspritzen für Lernprozesse. Eine solche Haltung ist nicht nur für Leidende wichtig und nicht nur in Zeiten des Schmerzes, sondern eine Haltung, die jeden Menschen weiterbringt und ihn demütig, bescheiden, zufrieden und dankbar machen kann.

Schmerzen können neben größerer Unruhe auch zu mehr Ruhe und Gelassenheit führen, zu mehr Distanz zu all dem, was einen beschäftigt. Schmerzen relativieren. Vieles von dem, was vorher unglaublich wichtig war, verliert an Bedeutung und damit auch an Einfluss. Nicht nur, dass man sich emotional und kräftemäßig ein Auflehnen gar nicht leisten kann; vieles erscheint in einem anderen Licht, manches sieht jetzt nebensächlich, lächerlich, kleinlich und relativ aus. Bedeutungen und Werte verändern sich. Das wiederum eröffnet die Möglichkeit, Neues zu sehen und für sich zu entdecken. Werteverschiebungen ermöglichen Fragen, die neue Horizonte öffnen, und schaffen neue Ziele, Träume und Akzente im Leben:

Was macht mich glücklich?
Wofür will ich meine Kräfte einsetzen?
Was lohnt sich für mich?
Was ist mir wichtig?

All das kann auch deswegen zu größerer Zufriedenheit führen, weil es das Leben auf seinen eigentlichen Kern zurückführen, es entstauben und von all dem Nebensächlichen, Banalen und Unwichtigen befreien kann.

Das Leben wird wahrer, ehrlicher und echter – obwohl der Preis sehr hoch ist und all das, was fehlt und nicht mehr wiederkommt, einem immer wieder zu schaffen macht. Niemand ist ein Heiliger, und Zweifel, Auflehnung und Widerstand gehören zu einem Leben mit Schmerzen. Es ist selten wie vorher, was aber nicht heißt, dass es deswegen zwangsläufig schlechter sein muss.

Wenn Schmerzen ein Eigenleben führen

Für einen Menschen mit chronischen Schmerzen werden die Schmerzen zum prägendsten Teil seines Lebens. Sie gehören zu seinem Alltag. Und Persönlichkeitsmerkmale, die vorher weniger auffällig hervortraten, können offensichtlicher und dominanter werden, wie etwa das Ausmaß von Ängstlichkeit, das Bedürfnis nach Kontrolle und Sicherheit. Das zu realisieren und dabei nicht zu wissen, wie dagegen anzugehen, ist schwer und hat für viele Menschen etwas Demütigendes an sich. Es ist das Ausgeliefertsein an solche Prozesse, was manche fast nicht ertragen.

Man kann den Schmerzen nichts vorschreiben, sei es, eine Pause einzuschalten oder ihre Intensität zu reduzieren. Sie zu bitten, nicht noch mehr lebenswichtige Körperfunktionen anzugreifen, nützt nichts. Sie sind autonom und resistent. Man muss mit ihnen leben, weil sie da sind und so sind, wie sie Teil des betroffenen Menschen und seines Lebens geworden sind. Man muss sie aber auch deshalb annehmen, weil es sinnlos ist, sie negieren zu wollen. Sie sind da und Schmerzen wollen gehört werden. Sie wollen, dass man sie ernst nimmt. Sie wollen, dass man ihnen gehorcht; akzeptiert, dass sie bestimmen und führen und dass sich alles um sie dreht. Sie wollen, dass man das Leben nach ihnen richtet.

Das mag zwar befremdlich klingen, aber für viele Menschen fühlt es sich tatsächlich so an. Man kann die Schmerzen nicht abstellen, nicht übersehen oder verdrängen, auch nicht überlisten, und das weder am Tag noch in der Nacht. Sie haben immer eine Antwort und reagieren sofort oder später, wenn man gar nicht mehr damit rechnet. Sie geben den Takt an und bestimmen den Tagesrhythmus und die Länge und Qualität des Schlafes, etwas, was vielen besonders zu schaffen macht. Ungefragt und ungeniert reden sie mit und drängen sich ins Leben der Betroffenen. Sie nehmen weder Rücksicht auf die momentane Stimmung noch auf Situationen oder Tageszeiten.

Man kann sie beklagen, man kann sich beschweren und sie beschwören. Obwohl Teil von einem selbst, gehorchen sie nicht. Sie machen, was sie wollen. Sie führen ein Eigenleben. Versucht man trotzdem, sie zu negieren oder zu bagatellisieren, zahlt man das bitter im Nachhinein. Sei es, dass die Schmerzen ekliger und boshafter werden, den Schlaf stören oder an einer neuen und unerwarteten Stelle des Körpers Probleme machen. Mit den Schmerzen ist nicht zu spaßen.

Schmerzen werden bedeutsam im Leben eines Menschen, weil sie so präsent und dominant sind und vor allem Angst sie noch weiter verstärken kann. Schmerzen fordern den Menschen heraus. Nicht unbedingt von Beginn an. Da sind noch zu viel Hoffnung und zu viel Kraft vorhanden. Und die Kraft hilft, die Hoffnung aufrecht- und die Zuversicht am Leben zu erhalten. Am Anfang ist man noch unverbraucht, hat noch nicht so viele Rückschläge und Niederlagen einstecken müssen. Aber die betroffenen Menschen erfahren leidvoll, dass die Zeit der Schmerzen sie abnützt. Sie sind einem zu nahe, buchstäblich hautnah. Sie sind überall und je näher am Kopf und je näher am Hirn, umso aufdringlicher sind sie. Ob sie auch objektiv stärker sind, kann man nicht sagen. Man erlebt sie einfach so intensiv, und das reicht.

Schmerzen sind so dominant und präsent, dass sich alles nur noch um sie dreht. Sie drängen sich so vehement auf, dass sie häufig das ganze Denken beherrschen. Der erste wie auch der letzte Gedanke gehört ihnen. Es gibt kaum eine Entscheidung, die nicht zuerst ihren Filter durchläuft. Man könnte sagen: »*Es ist ja gut, dass der Mensch sich ihrer vergewissert und Rücksicht nimmt auf seine Verfassung, dass er abwägt, ob etwas möglich ist oder nicht.*« Aber um den Menschen geht es nicht. Es geht nur um den Schmerz. Er wird wahrgenommen, er meint es ernst mit einem, er steht immer im Vordergrund. Die Schmerzen sind der Maßstab und nicht der Mensch. Nicht, was der Mensch will, sondern was der Schmerz zulässt, was er erlaubt, zählt und bestimmt. Man könnte auch von einer totalen Abhängigkeit des Menschen von den Schmerzen sprechen. Der betroffene Mensch ist ihnen ausgeliefert. Die Schmerzen entscheiden über ihn und sein Leben. Und immer und immer wieder tauchen dieselben Fragen auf:

»Wie sind die Schmerzen heute, stärker, schwächer als gestern?«
»Haben sie sich verändert und wie?«
»Erlebe ich sie anders oder sind sie auch anders?«
»Etwas hat sich verändert, ist das normal oder was bedeutet das?«
»Soll ich den Arzt fragen, was er meint?«
»Es müsste mir doch endlich besser gehen?«

»Weshalb geht es mir heute schlechter, weshalb fühle ich mich so schlecht?«

Hinzu kommen Fragen, die sich um die Medikamente, die man verschrieben bekommt, drehen:

»Wie reagiere ich auf die Medikamente? Sind die Schmerzen zurückgegangen, wirkt das Medikament, gibt es Nebenwirkungen, schlafe ich jetzt schlechter oder besser?«

»Geht es mir psychisch schlechter oder besser?«

»Haben die Veränderungen mit den Medikamenten zu tun oder wären sie auch ohne Medikamente eingetreten?«

»Wie ginge es mir ohne Medikamente? Soll ich sie absetzen oder nicht? Sie reduzieren oder erhöhen? Was sind die Langzeitwirkungen? Ist der Arzt hier überhaupt kompetent?«

Schmerzen fordern den Menschen heraus, und es zeigt sich, dass die Zeitdauer der Schmerzen einen abnützt. Der Umgang mit Schmerzen zeigt aber auch noch etwas anderes: Der Mensch ist ihnen nicht so ausgeliefert, wie er meint. Die Schmerzen sind nicht so dominant, wie sie scheinen.

Wichtig ist in jedem Fall, die Angst vor der zu erwartenden Qual auszuschalten: »Dass die Erwartungshaltung das Ausmass von Schmerzen moduliert, ist unter Schmerzforschern ebenfalls schon längst bekannt«, schreibt der Mediziner und Wissenschaftsjournalist Werner Bartens zum Zusammenhang von Schmerzen und Angst. »Auch Angst, Ausgrenzung und niedergeschlagene Stimmung lassen das Empfinden für körperliche Beschwerden steigen. [...] Man ist nicht ausgeliefert, man kann sich wehren.«[8] Marcus Schiltenwolf, Schmerzexperte an der Uniklinik Heidelberg, meint: »Es ist wichtig, aus dem Opferstatus herauszutreten. [...] Man muss sich bewusst machen, dass man dem Schicksal nicht ausgeliefert ist, sondern sich wehren kann.« Wer immer nur denke, dass er ohne Medikamente oder Massage nicht auskommt, mache sich davon abhängig. »Die stärkste Währung ist der Patient selbst, der für sich erkennt, dass er handlungsfähig ist.«[9]

Es geht darum, wie man mit seiner Angst umgeht, was wiederum darüber entscheidet, wie wir die Schmerzen wahrnehmen.

Wenn der Mensch realisiert und ernst macht mit der Erkenntnis, dass es nicht primär um die Schmerzen geht, sondern um *ihn*, dass er selbst gefragt und es wert ist, sich zu fragen, macht er die Erfahrung, dass die Schmerzen in den Hintergrund rücken. Und er macht die Erfahrung, dass er sich weniger ausgeliefert fühlt und deshalb auch weniger Angst hat – und mit weniger Angst das Schmerzempfinden nachlässt (s. auch »Die Angst- und Schmerzspirale durchbrechen« in Kapitel 5).

Verlust von Würde, Selbstverantwortung und Selbstempfinden

Chronische Schmerzen ermüden und erschöpfen einen Menschen, und je stärker die Ermüdung, umso fordernder und allgegenwärtiger werden die Ängste, Zweifel und Verunsicherungen.

Mit zunehmender Müdigkeit und Erschöpfung wird die Bewältigung des Alltags schwieriger und Betroffen ertragen sich, das Leben und andere Menschen immer schlechter. Sich so zu erleben, ohne Initiative, ohne Interesse und Freude, hat etwas Beschämendes für die Leidenden. Sich so zu erfahren und zu zeigen, beelendet. Alles wird zu viel und alles wird bedrohlich, und selbst fühlt man sich schwach und schwächer, was wiederum Ängste und Befürchtungen verstärkt, denen man sich immer wehrloser ausgeliefert fühlt.

Die Schmerzen verändern sich und bekommen auch immer eine neue Farbe und einen neuen Geruch für den leidenden Menschen. Mit jeder Veränderung wird das Leben weniger planbar. Solcherart Veränderung und Unberechenbarkeit werden zunehmend als bedrohlich und verunsichernd erfahren. Den Schmerzen ausgeliefert zu sein, wird immer schwieriger zu ertragen. Dass man sich an sie gewöhne und damit alles leichter werde, stellt sich bald als großer Irrtum heraus. Auch damit muss man fertigwerden, dass alles nur noch schlimmer wird – unerträglicher und hoffnungsloser. Man realisiert zunehmend, dass es um mehr geht als um die Schmerzen, dass es um einen selbst geht, um einen ganz persönlich und um das eigene Leben. Es geht um das eigene Menschsein, und damit verbunden sind Themen wie Würde, Selbstverantwortung und Selbstbestimmung.

Es stellen sich auch immer mehr Fragen zum eigenen Leben. Die innere Unruhe wächst und die Anspannung steigt. So viel denken zu müssen und gleichzeitig sich so erschöpft zu fühlen, bedeutet eine gewaltige Herausforderung. Die Fragen werden grundsätzlicher, so als hätte man nichts anderes mehr zu tun, als Antworten auf ebendiese Fragen zu finden, die einen jetzt zunehmend bedrängen. Es sind Fragen zum Leben selbst und was seinen Sinn überhaupt noch ausmacht:

»*Was will ich im Leben, was ist mir wichtig?*«

»*Wie gehe ich damit um, dass mein Leben anders ist, als ich bisher gelebt habe, und ich nicht weiß, ob ich es je wieder so werde leben können wie vorher?*«

Es sind auch Fragen, die Themen wie Zukunft, Identität, Sinn, den Umgang mit Enttäuschung, Frust, Abhängigkeit, Ausgeliefertsein und Ungenügen betreffen. Es sind existenzielle Themen und Fragen, mit denen sich die oder der Einzelne konfrontiert sieht und die herausfordern, zusätzlich unter Druck setzen, stressen und nicht mehr loslassen. Man könnte die Fragen mit den Worten zusammenfassen:

Wer bin ich?
Was macht mich aus?
Was will ich im Leben?

Es geht um Neufindung und Neuorientierung. Der betroffene Mensch wird durch die chronischen Schmerzen in einer Weise gefordert, wie er noch nie in seinem Leben gefordert wurde und wie es akute Schmerzen nie schaffen würden. Es geht bei diesen Fragen mit einer Intensität um ihn selbst, auf die Antworten zu finden ihn häufig überfordert. Und eine Erfahrung oder eine grundlegende Veränderung ist besonders einschneidend: Sein Körper – und damit die Erfahrung des eigenen Körpers – verändert sich, verliert die Vertrautheit und Sicherheit, die bis dahin so selbstverständlich und ungefragt vorhanden waren.

Sich im eigenen Körper nicht wohlzufühlen heißt eben auch, sich im eigenen Leben nicht wohlzufühlen. Im eigenen Körper nicht daheim zu sein bedeutet, auch in seinem Leben nicht daheim zu sein. Wem es nicht gut geht in und mit seinem Körper, dem kann es auch in seinem Alltag, in seiner aktuellen und konkreten Situation nicht gut gehen. Seine Aufmerksamkeit ist absorbiert, er ist nur noch bei sich und findet keinen festen Halt mehr. Bei sich sein heißt jetzt für den leidenden Menschen, ständig überlegen und alle Eventualitäten und Wege und Auswege durchdenken zu müssen. Sicherheit und Ruhe sind dahin. Die ständige Denkspirale im Kopf macht unzufrieden, unruhig und dünnhäutig. Wer innerlich unruhig ist, dem ist nirgends wohl, nicht in seiner Haut, nicht im Bett und nicht außerhalb des Hauses. Nichts stimmt und nichts hilft.

In einer Welt zu leben, in der man sich selbst fremd ist und auch die eigene Umgebung immer fremder wird, macht Angst. Alles ist offen, es gibt kaum etwas, was vertraut ist und Sicherheit bietet. Sich in einer fremden Welt zu bewegen mit einem Körper, den man nicht mehr kennt, auf den man sich nicht mehr verlassen kann, dem man nicht mehr über den Weg traut, stresst und ist anstrengend. Man weiß nie, was einen im nächsten Augenblick erwartet und wie der eigene Körper reagiert. Wenn die Sicherheit weg ist, wird das Leben doppelt schwer. Auf wen soll man sich denn noch verlassen?

Mit chronischen Schmerzen verliert der Körper seine Vertrautheit und damit die Eindeutigkeit seiner Zeichen und Sprache, und der betroffene Mensch wiederum verliert das Vertrauen und die Sicherheit, dessen Sprache und Signale richtig zu verstehen und zu deuten:

»Ich weiß nicht mehr, ob das, was ich spüre, auch das ist, was mein Körper zum Ausdruck bringt. Ich habe solche Angst, dass ich gar nicht mehr genau hinschaue. Mir fehlt die Gelassenheit, ruhig hinzuhören, sodass ich schon bei den ersten körperlichen Empfindungen in Panik gerate. Sobald ich etwas in meinem Körper spüre, was ich nicht kenne, gerate ich in Panik und sehe schon das Schlimmste vor mir. Diffuse Empfindungen rufen Erinnerungen an grauenhafte Schmerzzustände wach.

Ich kann kaum mehr unterscheiden zwischen dem, was ist, und dem, was sein könnte. Ich reagiere bezüglich meines Körpers derart sensibel, dass ich mich gar nicht mehr auf mich verlassen kann. Ich reagiere mit einer Heftigkeit, die ich vorher nicht an mir kannte.«

Die Angst beansprucht die ganze Aufmerksamkeit, was zur Folge hat, dass der betroffene Mensch sich tatsächlich häufig täuscht und sich deshalb auch immer weniger vertraut. Es fällt ihm schwerer, zu differenzieren und zu deuten, nicht zuletzt auch deshalb, weil die Schmerzen sich auch in seiner Wahrnehmung immer wieder verändern. Angst und Panik sind mächtiger und damit werden auch die körperlichen Manifestationen stärker und die Zweifel an der eigenen Zurechnungsfähigkeit. *»Kann ich mich überhaupt noch auf mich verlassen? Mit mir stimmt etwas nicht mehr.«*

Angst und Panik verhindern, sich auf das eigentliche Schmerzempfinden zu konzentrieren, ihm nachzuspüren und auch einmal genau zuzuhören, Schmerzen zu vergleichen und sich zu beruhigen. Sie nehmen dem Menschen die Ruhe und Gelassenheit, die dafür nötig wären.

Je weniger Sicherheit der Betroffene in sich spürt, je weniger er seinen Körperempfindungen und Körperwahrnehmungen vertraut und sich auf seine Deutung verlässt, umso stärker und dominanter werden die Schmerzen, umso mehr ist er ihnen ausgeliefert. Doch je weniger er sich auf sich selbst verlassen kann, umso wichtiger werden dann die medizinischen Untersuchungs- und Testergebnisse, umso mehr gewinnen die Äußerungen und Einschätzungen der Ärzte an Bedeutung – und umso mehr stellt man sich selbst, seine Gedanken und Einschätzungen zurück.

Keine Sicherheit zu haben kostet immens Kraft und erschöpft. Man muss ständig aufpassen und auf der Hut sein, was Kräfte bindet, die dann an anderen Stellen fehlen. So ist man nie frei, sich auf etwas einzustellen und einzulassen. Fremd im Körper heißt auch, im Ungewissen und Unvertrauten zu leben.

Gerade weil man sich wegen der Schmerzen in seinem eigenen Körper nicht mehr wohl und bei sich zu Hause fühlt, ist es umso wichtiger und notwendiger, dass man liebevoll mit sich umgeht und trotz der Schmerzen wieder einen positiven Zugang zu seinem Körper findet.

Im Leben eines Menschen ist der Körper zentral: In seinem Körper wird er von den Mitmenschen gesehen, aus seinem und mit seinem Körper begegnet er den anderen. Mit ihm gibt er sich zu erkennen, mit ihm kommuniziert er, sei es in Form der Sprache, sei es als Zärtlichkeit oder in der Sexualität. Und wenn die Beziehung eines Menschen zu seinem Körper gestört ist, dann ist er den Schmerzen noch stärker ausgeliefert, was auch wiederum die Begegnung mit anderen Menschen einschränkt.

Überlebensstrategien – drei Beispiele

Ein Bekannter – nennen wir ihn Max –, der in seinem Leben leidenschaftlich Sport betrieb, der mit seinem Fahrrad wochenlange Touren durch ganz Europa unternahm, musste nach mehreren Rückenoperationen sein Fahrrad auf die Seite stellen. All das, was einen wesentlichen Teil seines Lebens ausmachte, war von einem Moment zum anderen weg. Für ihn waren seine Fahrradtouren mit die schönsten Momente seines Lebens gewesen. Monate im Voraus plante er mit seinen Kumpels, und nach den Touren gab es so viel Aufregendes zu erzählen, dass die freie Zeit über Monate hinweg ausgefüllt war.

Fahrrad zu fahren, das Gefühl von Freiheit zu genießen und mit Freunden zusammen zu sein, schien ihm wichtiger zu sein als Beruf und Familie. Sein Leben oder vielleicht sogar sein Lebensmittelpunkt waren seine Touren. Sie waren im ganzen Bekanntenkreis sprichwörtlich.»Der Max und sein Rad. Was macht der einmal, wenn er nicht mehr losfahren kann? Das wird ihn ins Grab bringen, auf jeden Fall wird es für seine Frau die Hölle sein. Das überlebt er ebenso wenig wie seine Frau und seine Beziehung sowieso. Der hält es doch zu Hause gar nicht aus. Das wäre schlimmer, als wenn ihn seine Frau verlassen würde.«

Man war sich einig, dass es zu einer Katastrophe käme, sollte er einmal aus gesundheitlichen Gründen nicht mehr losfahren können. Ein Unfall mit vielen Operationen und ständigen Folgeschäden hat ihn dann tatsächlich eines Tages buchstäblich vom Rad geholt. Und er? Was machte es mit ihm? Auf jeden Fall ging er mit dieser Situation auf eine Weise um, wie es niemand erwartet hatte. Allen, die ihn auf die neue Situation ansprachen, sagte er:

»*Ich habe eine gute Zeit gehabt. Es hätte doch schon viel früher passieren können. Die Schmerzen sind schlimm, aber ich kann noch laufen und vor allem, ich lebe noch. Ich bin mehr zu Hause, erlebe erst jetzt, dass ich gar nie richtig gewohnt und zu Hause gelebt habe. Ich habe nur mich und das Rad gesehen. Etwas anderes gab es nicht für mich. Es musste ja einmal so kommen. Freiwillig hätte ich nie Schluss gemacht mit den Radtouren. Ich habe vom und mit dem Rad gelebt, und jetzt gibt es ein Leben ohne Rad und ohne Touren und den dazugehörigen Freunden, aber mit meiner Frau und den Kindern. Vor allem die Kinder brauchen mich und lassen mich häufig meine Schmerzen vergessen.*

Genießen, wirklich genießen kann ich das neue Leben, das mir beileibe nicht geschenkt wurde, noch nicht. Auch verzweifle ich manchmal, wenn ich schlaflos im Bett liege und wenn die Gedanken kommen, wie es weitergeht, wie das klappen wird mit der Versicherung, mit dem Job. Dann werden die Nächte schon lang. Aber damit will ich meine Frau nicht belasten. Sie hat mir all die Jahre so viel Freiheiten gelassen und so viel an Verantwortung übernommen, dass ich sie jetzt nicht mit meinen Problemen und Ängsten belasten will. Sie soll nicht unter meinen Schmerzen leiden müssen. Sie hat ja auch ihren eigenen Rucksack zu tragen.«

Alle wundern sich, wie Max das macht, wie stark er ist und mit welcher Souveränität er mit dieser Situation umgehen kann. Darauf angesprochen sagt er nur: »*Ich bin dankbar, dass ich noch lebe, dass mir ein neues Leben gegeben wurde. Ich musste mir den Kopf anschlagen. Dass es gleich so knüppelhart kommen musste, wäre allerdings nicht notwendig gewesen. Ich habe eine Frau, die mir beisteht und glücklich ist, dass ich da bin, genauso wie meine Kinder. Was soll ich jammern?*«

Von seinen schlaflosen Nächten spricht er nicht, die gehören ihm und vor allem will er eines nicht: Mitleid.

»*Damit könnte ich sehr schlecht umgehen. Da schweige ich lieber. Und zum anderen, was können die anderen mir helfen? Ich muss schauen, dass ich eine Lösung finde, für mich. Und das kann ich nur, wenn ich nach vorne blicke und dankbar bin für das, was einmal war und nun nicht mehr geht. Auf meinen Touren habe ich gelernt, die Zähne zusammenzubeißen und durchzuhalten, auch wenn ich fast nicht mehr konnte. Alles hat seinen Sinn, alles ist für etwas gut.*

Und zum anderen, was ich erreicht habe, habe ich aus eigener Kraft erreicht. Da hat mir niemand geholfen und da habe ich gelernt: Du musst es packen und du kannst es, wenn du willst. Dafür bin ich dankbar. Dankbar, dass ich das lernen konnte, und dankbar, dass es mir jetzt hilft, mit der neuen Situation umzugehen und das zu sehen, was gut und schön ist, und nicht das, was nicht mehr ist.«

Von Max habe ich selbst viel gelernt: Es muss einem nicht immer gut gehen und man kann doch zufrieden und glücklich sein. Sich auf das Gute und Positive zu konzentrieren, hilft über schwierige Momente hinweg. Vieles hilft einem, womit man gar nicht gerechnet hat. Max gibt nicht auf und konzentriert sich auf das, was möglich ist. Er weiß immer noch, was er bewerkstelligen kann. Er weiß, dass das Leben in vielem unberechenbar und nicht vorhersehbar ist. Er verlässt sich auf sich selbst und gesteht sich auch ein, wie schwierig das in vielen Momenten ist. Er weiß auch, das geht wieder vorbei.

Max lehnt sich nicht gegen das Schicksal auf. Nie habe ich von ihm gehört: *»Warum ist gerade mir das passiert?«* Er nimmt das Leben als sein Leben an und versucht daraus zu machen, was für ihn stimmt. Dass es anderen noch schlimmer geht, ist für ihn kein Trost und vor allem keine Hilfe. *»Was andere haben oder nicht haben, erleichtert oder verbessert mein Leben nicht. Trauern, dass ich dies oder jenes nicht kann, damit habe ich aufgehört. Das hat mir nichts gebracht. Es ist mir nicht besser gegangen, im Gegenteil, es hat mir geschadet.«*

Er ist klar und eindeutig. Er hat sein Leben gelebt, und es war für ihn ein gutes Leben. Das ist nun vorbei und jetzt konzentriert er sich auf das, was ist – jedoch nicht im Sinne von »was *noch* übrig ist«. Ein klarer Schnitt und eine klare und eindeutige Neuausrichtung auf das, was jetzt sein Leben ausmacht. Kein Jammern und Lamentieren, kein Bedauern und der Vergangenheit Nachhängen. So voll und ganz wie er sein früheres Leben gelebt hat, lebt er nun auch sein neues. Er hat den Schalter umgelegt und da gibt es kein Hin und Her. Er ist bewusst und entschieden im Hier und Jetzt. Wieweit er tatsächlich im neuen Leben angekommen ist, weiß ich nicht und werde es von ihm wohl auch nie zu hören bekommen. Ich gehe aber davon aus, dass er in seinen Entscheidungen eindeutig und stimmig ist, auch wenn sie ihm nicht immer leichtfallen mögen.

Eine andere Bekannte kann nach einer Operation und anschließenden Komplikationen nicht mehr richtig essen. Zudem muss sie aufgrund ihres exzessiven Rauchens eine Vielzahl von Einschränkungen in Kauf nehmen. Sie ist noch stiller geworden als vorher. Sie hat sich zurückgezogen, und wenn man sie anspricht, sagt sie nur: »*Es geht. Es könnte schlimmer sein – aber wie geht es dir?*«

Wie es ihr wirklich geht, weiß ich nicht. Sie spricht zwar davon, dass Essen und Trinken erschwert und sehr eingeschränkt sind. Aber jammern hört man sie nicht. Sie will nicht groß darüber sprechen: »*Was bringt es mir? Deswegen geht es mir nicht besser und zurechtkommen damit muss ich eh allein.*«

Was sie vermisst, sind ihre Verwandten, die allerdings von ihrem immensen Leiden nur sehr wenig wissen. »*Sonst würden die am selben Tag noch alle kommen. Ich würde ihnen leidtun und es wäre schwer für sie, mir nicht mehr helfen zu können. Also, was macht es für einen Sinn, mehr über meine Schmerzen zu sagen? Es macht es ihnen nur schwer. Und davon hat niemand etwas.*«

Ein anderer, von dem mir erzählt wurde, drückte seine Überlebensstrategie folgendermaßen aus:

»*Die Schmerzen können mich zwar plagen, aber sie vernichten mich nicht, ich bin stärker. Je mehr sie an mir zerren, umso stärker werde ich, umso störrischer auch. Ich will mir und den anderen beweisen, wer stärker ist. Schmerzen, das schafft ihr nicht!* – *mich brechen, mir den Lebenswillen, die Zuversicht und den Optimismus nehmen, mich zu einem jammernden Menschen machen, der alles hinwirft und nicht mehr richtig lebt? Das lasse ich nicht zu.*«

Die Frau, die mir das erzählt hat, meinte nur: »*Mir hat das Angst gemacht, als ich ihn so sprechen hörte. Es hatte so etwas Wütendes und Zorniges an sich, wie er gesprochen hat. Das ist doch ein armer Mensch, wenn der sich so behaupten muss. Dem kann es doch nicht gut gehen.*«

Es gibt Menschen, die am Widerstand wachsen, die in der Herausforderung zu sich finden. Für sie ist alles Kampf. Nicht, dass sie ihn suchen, aber sie schrecken auch nicht vor ihm zurück. Natürlich gibt es auch diejenigen, die den Kampf und den Kitzel bewusst suchen, vielleicht auch, um sich zu bewähren oder sich zu spüren.

Für den Menschen aus dem Beispiel oben scheint es stimmig zu sein: Es ist sein Leben, und sein Leben ist für ihn Kampf. Natürlich klingt es wütend und aggressiv, wenn er sich so äußert. Man kann aber auch sagen, eindeutig und bestimmt, wie ein Schlachtruf, der alle Kräfte mobilisiert. Ob er sich da nicht zu viel vornimmt und sich überschätzt, ist eine andere Frage. Zum Kämpfen gehört immer auch die Möglichkeit des Scheiterns und Verlierens. Wie er damit umgehen kann, wenn so etwas eintreffen würde, ist eine andere Frage, nicht zuletzt auch deshalb, weil er seine Lebenseinstellung so in die Welt hinausposaunt. Vielleicht auch, weil er sich selbst überzeugen und Mut machen will oder muss? Verlieren bedeutet für ihn wahrscheinlich, versagt zu haben, das Gesicht zu verlieren, vor sich und anderen unglaubwürdig werden. Ob er das dann verkraftet?

Meine eigene Schmerz- und Leidensgeschichte

In meiner eigenen Schmerzgeschichte, von der ich in diesem Abschnitt berichte, spielte das, was ich die »Kraft der Beziehung« nennen möchte, eine besondere Rolle. Ein Leiden, das ein anderer Mensch mitträgt, ist leichter zu ertragen – und das trotz Schuldgefühlen, den anderen ins Leiden hineinzuziehen und ihn damit zu belasten. Sein Leben einzuschränken und bestimmen zu lassen nur von einem selbst und seinem Leiden, ist schwer zu ertragen. Das war für mich ein immer wiederkehrendes Thema: Nicht belasten zu wollen und doch froh zu sein, die Schmerzen nicht allein tragen zu müssen. Hilfe zu bekommen tut gut und beschämt gleichzeitig.

Die Unberechenbarkeit der Schmerzen und entsprechende Wechsel der Stimmungen ermüdeten, nagten an der Zuversicht und ließen die Hoffnung immer wieder von Neuem sterben. Diese Wechsel waren das Schlimmste: Hoffnung, dass alles bald vorbei sein wird, und dann wieder die Enttäuschung, eine nächste Operation, wieder Hoffen und Bangen – wieder Schmerzen. Das insgesamt fünf Mal, Antibiotika, wieder Krankenhaus, wieder kaum schlafen können, wieder Schmerzen, wieder Abhängigkeit, wieder die sich aufdrängenden Fragen: »*Und was kommt diesmal? Wann ist das alles vorbei? Habe ich diesmal ein gutes Gefühl? Wird es diesmal anders? Ich weiß es nicht, ich habe kein Gefühl mehr. Es geht mir einfach nur schlecht.*« Und die Angst war allgegenwärtig. Die von mir deutlich wahrgenommene Besorgnis der Ärzte schürte meine Ängste immer wieder von Neuem. Die Operationen am Hals waren heikel und das bekam ich von allen Seiten immer wieder zu spüren.

Tapfer sein wollen und dann diese Kraft nicht mehr zu haben. Zu wissen, dass es die anderen belastet, mich leiden zu sehen, aber auch nichts daran ändern können. Also weiterhin den Tapferen spielen und das Weinen auf die Nächte verschieben, wenn niemand es sieht ...

Zeitgleich ständig dieselben Fragen: »*Wie geht es weiter, wie lange reicht die Kraft, und schaffe ich es, immer wieder von vorne zu beginnen?*«

Und niemand war da, der mir genau sagen konnte, wie es weitergeht. *»Operationen sind immer mit einem Risiko verbunden, aber es wird schon gut gehen«*, waren Standardsätze, die ich durch meine Fragen immer wieder provozierte, obwohl ich doch wusste, dass ich keine eindeutigen Antworten zu hören bekommen würde. Und wenn es nicht gut gegangen war, erhielt ich keine Antwort auf die Frage nach dem Warum.

Was hat es mir möglich gemacht, trotz all dieser Tiefschläge und Momente der Verzweiflung weiter ans Gelingen zu glauben, trotz allem immer wieder Kraft zu schöpfen? Der Überlebenswille, die Einsicht, dass etwas anderes noch weniger hilft, etwa sich gehen zu lassen und aufzugeben? Ich weiß es auch heute noch nicht. Meistens habe ich wohl doch daran geglaubt, dass am Schluss alles gut wird, habe mich fast trotzig wie ein Kind daran festgehalten: *»Es wird gut, weshalb soll es nicht gut gehen?«*

Schmerzen stumpfen ab, lassen die Gefühle nicht so erscheinen, wie sie sind, weil die Schmerzen auch von den Gefühlen zu viel an Energie abziehen. Insofern war auch eine immer wiederkehrende Gleichgültigkeit hilfreich. Nicht mehr so genau hinschauen wollen oder auch können war nicht nur negativ.

Abhängig vom Gelingen der Operationen, vom Heilungsprozess, von der Wirksamkeit der Medikamente und Antibiotikakuren, abhängig vom Klinikpersonal, von der Form und der Verfassung dessen, der mich operierte – meine Schmerzgeschichte ist auch eine Geschichte von Abhängigkeiten und von den Wünschen und Bestrebungen, sich von ihnen zu befreien, und doch immer die Erfahrung machen zu müssen, wieder erneut abhängig zu sein.

Fünf Mal wurde ich am Hals operiert, jedes Mal hieß es: »Sie haben die Wahl: Operation oder …«; »Wenn wir nicht operieren, dann…« Immer waren es medizinische Notwendigkeiten, die eine erneute Operation zwingend machten. Dem Arzturteil und medizinischen Evidenzen ausgeliefert zu sein, keine wirklichen Gegenargumente zu haben, führten zu Aufgabe und Resignation: *»Es bleibt mir ja nichts anderes übrig, als einzuwilligen.«* Wieder all das in Kauf zu nehmen, was mit einer Operation verbunden ist: Ängste, erneute Risiken und vermehrte Schmerzen, die Tage der Ungewissheit und der Hilflosigkeit, des Ausgeliefertseins und der Arbeitsunfähigkeit, neue Medikamente, Schlaflosigkeit, Schmerzen. Ein Leben mit fortwährenden Klinikaufenthalten, ein Leben unter ständiger Kontrolle, mit Arztbesuchen, ein Leben jenseits von Normalität und Selbstbestimmung. Neue Therapien, wieder die verschiedensten Ärzte und Pflegefachleute, wieder alles von vorne und wieder: die Zukunft nicht mehr planen können, nicht mehr an die Zukunft denken dürfen oder sich getrauen, Gedanken darüber zu machen.

»Was ist nachher, was ist, wenn es nicht besser wird, was, wenn die Schmerzen bleiben, und was, wenn irreparable Schäden bleiben, wenn ich nicht mehr erwache nach der Operation?«

»Was, wenn ich nicht mehr mitmachen kann oder mag, wenn ich keine Operation mehr will, wenn die Schmerzen zu ertragen leichter ist als schon wieder eine neue Operation?« »Werde ich es durchhalten können, wenn mir alle von der Entscheidung abraten und mir vielleicht nachträglich mangelndes Vertrauen und fehlende Kooperation unterstellen?«

»Wer sagt mir denn, was richtig ist, wer übernimmt die Verantwortung, wenn etwas misslingt? Wird es dann wieder heißen, dass jede Operation halt ein Risiko beinhaltet? Wird der behandelnde Arzt mir sagen, dass er diese Operation schon häufig durchgeführt, so etwas aber noch nie erlebt oder gesehen habe?«

Hinzu kommt: Dankbar sein der Partnerin, die alles mitträgt, die den Ärzten hinterherrennt und Auskünfte will, die diese nicht geben können oder wollen, die mir die Hand hält und ihre eigenen Tränen versteckt, die tapfer ist, um nicht noch mehr Schuldgefühle bei mir auszulösen. Zu erfahren, nicht allein zu sein, ließ mich mich schuldig fühlen, ihr das anzutun, sie mit hineinzuziehen in ein Leben mit ungewissem Ausgang. Das alles nicht zu wollen und doch dankbar zu sein, stark sein wollen und sich klein und hilflos zu fühlen wie ein Kind, sie leiden zu sehen und dieses Leiden nicht beenden oder auflösen zu können. Aber zu spüren, dass sie es ist, die mich über weite Strecken trägt, tat gut.

Wenn es um das eigene Leben und um das der Partnerin geht, man so wenig selbst entscheiden oder ausrichten kann, sich schwach und angewiesen fühlt, wenn man selbst Stütze sein will und doch gestützt werden muss, Tränen trocknen will und doch auch Tränen hervorruft, fühlt sich alles so schwierig und so falsch an.

Alles war konfus und irritierend. Sich in solch einem Gefühls- und Gedankenchaos zu erleben, machte dann alles noch viel schwieriger und häufig so aussichtslos. Mir immer wieder sagen zu müssen, dass es an mir liegt, wie es mir geht, ob ich mich den Schmerzen und dem Klinikalltag hingeben will, ob ich mich von den Schmerzen tyrannisieren lassen will oder überlegen, was ich anders machen oder denken kann, um mich aus dieser Abhängigkeit und dem Gefängnis aus Angst und Ohnmacht zu befreien, nagte an meinem Selbstbewusstsein.

Immer wieder möglichst folgsam zu sein, brav alle therapeutischen Maßnahmen zu befolgen und dabei jede Lücke an Freiheit und Selbstbestimmung zu nutzen, fiel nicht immer leicht. Ebenso wenig wie medizinische Notwendigkeiten zu akzeptieren und gleichzeitig für freie Zeiten zu sorgen, um auf andere Gedanken zu kommen, sich mit Themen zu beschäftigen, die nichts mit Ärzten, Kliniken und Risiken zu tun hatten. Mir bewusst Themen zum Denken zu geben, um nicht ständig im Kreis denken zu müssen: Was, wenn die Schmerzen tatsächlich einmal nicht wiederkommen, aber auch, was, wenn etwas schiefläuft? Wie sieht es dann beziehungsmäßig aus, beruflich, gesundheitlich, finanziell, existenziell ... Sich von diesen Themen zu lösen, erforderte viel Kraft und war teilweise nur möglich, indem ich mich mehr den Fragen und Themen meiner Partnerin zuwandte, um nicht in den eigenen zu ertrinken.

Keine Kraft haben, etwas zu machen, Langeweile, immer der Gefahr ausgesetzt, in negative Gedankenspiralen hineingezogen zu werden. Körperliche Schwächen, intensive Schmerzen und häufiges Angebundensein an die Klinik ließen wenig Ablenkung zu.

Stimmungsmäßig nicht abzusacken, empfand ich als größte Herausforderung. Mich dem Zwang zum Denken in »Worst-Case-Szenarien« zu entziehen war schwierig, weil die Nächte lang und schlaflos blieben, was diesen Gedanken erneut Tür und Tor öffnete.

Anzunehmen, den Schmerzen und den körperlichen Befindlichkeiten ausgeliefert zu sein und nur über einen engen Entscheidungsspielraum zu verfügen, empfand ich als erniedrigend. Den Zustand, von Lebensbedingungen bestimmt zu werden, die nicht von mir oder meinem Willen festgelegt wurden, sondern von den Schmerzen und den äußeren medizinischen Umständen, erlebte ich als ein zum Teil unmögliches Geschehen. Dies als Unfähigkeit zu interpretieren, machte das Leben teilweise unerträglich. Nicht mehr, was ich will und was mir wichtig ist, war entscheidend, sondern was die Ärzte, mein Körper und mein Zustand mir sagten, stand im Zentrum. Ich brauchte lange, um mich allmählich aus dem Zustand des Ausgeliefertseins innerlich lösen zu können. Äußerlich abhängig zu sein und gleichzeitig innerlich immer freier zu werden, freier im Denken, machte mich zufriedener. Keinen Einfluss auf den Krankheitsverlauf nehmen zu können, mich aber innerlich von den Schmerzen zu distanzieren und diese als Teil eines langen Prozesses zu sehen, machte mich unabhängiger, machte mich stärker und distanzierter dem medizinischen Diktat gegenüber.

Die Routineabläufe in der Klinik, die immer gleichen Alltagsabläufe, die man irgendwann in- und auswendig kennt, haben etwas Lähmendes an sich. Man muss nicht selbst denken, es wird gedacht und für einen gesorgt, was über weite Strecken auch etwas Wohliges an sich hatte, gleichzeitig aber auch etwas Einschläferndes und Oberflächliches; etwas, was einen von sich entfernt und auch Angst macht.

Der Gleiche zu sein und sich doch anders zu fühlen, wollen und doch nicht können, sich stark zeigen und sich schwach zu fühlen, Zuversicht ausstrahlen und innerlich verzweifeln, Partner sein zu wollen und hilfloser Patient zu sein, selbstständig denken und doch abhängig und ohnmächtig zu sein ... All das ließ sich so schwer ertragen, geschweige denn auflösen.

Ein Gedanke half mir immer und immer wieder: Du bist nicht allein.

Auch der Partner / die Partnerin ist betroffen

Es dreht sich alles um den betroffenen Menschen mit seinen Schmerzen – oder besser: um die Schmerzen mit dem einzelnen Menschen. Das steht am Anfang, und erst danach kommt, dass es auch noch einen Partner oder eine Partnerin gibt, der bzw. die Bedürfnisse, Absichten und Wünsche hat. Im Vordergrund aber stehen immer die Schmerzen. Sie sind es, die die Stimmung und das Potenzial an Möglichkeiten bestimmen. Und erst dann kommt der Partner, die Partnerin.

Es gibt Partner und Partnerinnen, die mitleiden, und solche, denen es – vielleicht auch bloß scheinbar – sogar besser geht. Der, dem es gut geht, muss sich nicht beklagen, denn es ist ja die andere Person, die leidet. Der Partner oder die Partnerin der leidenden Person muss sich nicht neu orientieren und sein/ihr Leben neu ausrichten. Die Lage ist jetzt, wie sie ist, und wird von beiden als gegeben und richtig angesehen. Nicht, dass sie sich nicht mehr lieben, und nicht, dass sie nicht etwas anderes möchten. Es hat sich so ergeben. In ihrer Partnerschaft drängen sich die mit der neuen Situation verbundenen Themen nicht etwa künstlich auf, sondern sind immer präsent. Und mit der Zeit verlieren sie ihre Vielfalt. Das Erste und das Letzte, worüber die beiden jetzt sprechen, betrifft dann meist den körperlichen Zustand: »*Wie geht es dir heute?*« »*Hast du das oder das gemacht?*« »*Wie hast du geschlafen?*« »*Spürst du schon die Wirkung des Medikaments?*«

Die Anwesenheit des Partners, der Partnerin, die Fürsorge und das Verständnis können dem leidenden Menschen Kraft und Halt geben.

Des/der anderen Anteilnahme und Zuwendung zu erfahren, sich bei ihm/ihr ausweinen zu können und schwach sein zu dürfen, nicht immer etwas vorspielen und sich zusammenreißen zu müssen, kann nicht hoch genug eingeschätzt werden. Kraft tanken zu dürfen und keine Kraft zu verbrauchen, zur Ruhe kommen und sich hingeben zu dürfen, erleichtert den Alltag. Der Partner, die Partnerin gehört zu den wichtigsten Personen im Umfeld des leidenden Menschen. Was es für ihn nicht immer einfach macht. Er sieht sich meist als derjenige, der nimmt und bekommt und umgekehrt nur wenig geben kann. Diese Einseitigkeit und auch Abhängigkeit, die damit verbunden ist, machen es ihm schwer und erzeugen den Druck, möglichst schnell wieder gesund zu werden und möglichst schnell all das zurückgeben zu können, was er bekommen hat. Fortschritte machen zu müssen und nicht enttäuschen zu dürfen, erzeugt Stress und dieser wiederum bringt statt Linderung eine Verstärkung der Schmerzen. Der Gedanke, verantwortlich zu sein für das Wohlbefinden des/der anderen, kann einem manche schlaflose Nacht bereiten.

Auch der Partner, die Partnerin braucht Zeit, sich auf die neue Situation einzustellen. Alle Beteiligten richten sich ein. Es ergibt sich so, aus der Situation, aus der Notwendigkeit und der Präsenz der Schmerzen. Es geht nicht darum, sich mit der Situation anzufreunden, sondern sich zu arrangieren. Der Partner, die Partnerin weiß, an erster Stelle stehen die Schmerzen des/der anderen und erst dann kommt man selbst. Es geht um den anderen, die andere, um die Person, die leidet und Schmerzen hat. Anderes zu sehen geht nicht, ist nicht erlaubt und macht ein schlechtes Gewissen. Der/die Kranke ist das Opfer, ist die Person, die leidet, die alles erdulden und über sich ergehen lassen muss. Der Partner, die Partnerin hat es eigentlich gut. Er/sie muss nicht leiden und kann das bisherige Leben mit wenigen Einschränkungen weiterleben. Natürlich ist man auch betroffen, aber doch viel weniger.

Emotional kommt es dann oft langsam zu einer Entfremdung und Distanzierung zwischen beiden. Man rechnet nicht mehr mit dem/der anderen, erwartet keine Aufmerksamkeit und Zuwendung mehr. Der Partner, die Partnerin stellt sich darauf ein, dass das Leiden des/der Kranken höher gewichtet werden muss als die eigenen Bedürfnisse und dass die Schmerzen ernster zu nehmen sind. Man passt sich an, verzichtet auf eigene Interessen und nimmt sich emotional zurück. Man will ja nur das Beste, Wünsche und Erwartungen an die leidende Person behält man für sich. Damit ist man zwar präsent, innerlich aber immer weiter entfernt von dem/der anderen. Auch wenn man äußerlich nach wie vor zusammen ist, ist die Gefahr groß, sich hin zu einem »Einpersonenbetrieb« in einer Zweierbeziehung zu entwickeln, zu jemandem, der/die nur noch wenig von sich sagt, kaum noch Bedürfnisse anmeldet oder sich durchsetzen will. Man weiß, dass letztlich immer die Schmerzen des/der anderen zuvorderst stehen. Was will man da noch an Erwartungen haben? Und ein Entgegenkommen, weil sich der/die Leidende Mühe gibt, kann man oft gar nicht mehr annehmen. Es wirkt dann wie ein Almosen. Dankbar zu sein für etwas, was eigentlich normal und selbstverständlich sein sollte, geht gar nicht mehr. Freude empfinden? Trugschluss.

Beide sind jetzt allein und einsam. Sie wollen nichts mehr voneinander. Und jeder Versuch, einander zu erreichen, einander wieder näher- und entgegenzukommen, sich einzufühlen und zu Nähe und Wärme zurückzufinden, trifft auf eine Mauer, auch auf eine Mauer des Schweigens. Und in diesem Nichtzustand verharren Paare häufig sehr lange, nicht zuletzt, weil jede/jeder von beiden genug mit sich selbst zu tun hat und von der Situation gefordert wird und damit meist überfordert ist. Dem Anschein nach ist alles in Ordnung: Man geht weiterhin anständig und verständnisvoll miteinander um. Böse sein, zornig und vorwurfsvoll erlaubt man sich nicht. Und dennoch hat sich die Beziehung Schritt für Schritt verändert. Der Partner, die Partnerin ist für den anderen, die andere da, respektiert einen, liebt einen auch, aber das Feuer ist erloschen. Man ist zu Bruder und Schwester mutiert – und das mit allen Vorteilen, die eine solche Beziehung mit sich bringt: Treue, Verlässlichkeit, Fürsorge, Empathie, Wohlwollen.

Unter der Voraussetzung, dass beide weiterhin im Gespräch bleiben, sich einander öffnen, ehrlich miteinander umgehen und sich nicht ständig versuchen, etwas vorzumachen, wenn die Beziehung authentisch bleibt und nicht gekünstelt, muss es aber nicht zwangsläufig so weit kommen wie eben beschrieben.

Zufriedenheit finden

Ein wichtiges Thema im Leben leidender Menschen ist die Frage nach einem zufriedenen Leben. Dabei wird Zufriedenheit zu schnell mit Gesundheit in Verbindung gebracht. Nach dem Motto: Wer nicht gesund ist, kann nicht zufrieden sein. Wenn dem so wäre, würde es bedeuten, dass Menschen mit chronischen Schmerzen doppelt gestraft wären: einmal mit den Schmerzen und zusätzlich damit, dass ihnen jegliche

Zufriedenheit verwehrt ist. Es wäre also das Los betroffener Menschen, leidend und unzufrieden sein zu müssen.

Ein Gefühl der Zufriedenheit bei Schmerzen ist sicher schwierig und schon gar nicht konstant zu erreichen. Und doch sollte für den leidenden Menschen das Bemühen um Zufriedenheit einen besonders wichtigen Stellenwert einnehmen. Denn auch der leidende Mensch kann zufrieden mit sich und seinem Leben sein. Er muss darum ringen, auch wenn dies einer permanenten Aufgabe in seinem Alltag gleichkommt. Aber auch ohne Schmerzen ist Zufriedenheit nicht immer einfach zu erreichen und gelingt kaum ohne eigenes Zutun. Der schmerzleidende Mensch muss daher akzeptieren, dass es nicht genügt, das Leiden einfach auszuhalten und über die Runden zu kommen oder abzuwarten, bis alles wieder besser wird. Zufriedenheit ist kein Geschenk des Himmels, sondern Lohn und Belohnung fürs Bemühen und Nichtaufgeben. Es ist nicht naiv und vermessen, Zufriedenheit anzustreben, sondern im Gegenteil: es nicht zu tun, hat mit Resignation und falscher Einschätzung zu tun. Falsch ist, nicht zu glauben, dass auch für einen leidenden Menschen Zufriedenheit wie für jeden Menschen möglich ist.

Erreichbar ist ein zufriedenes und erfülltes Leben, wenn man sich nichts vormacht und ehrlich ist mit sich. Wenn man nicht ständig Vergleiche anstellt, weder mit früher noch mit anderen Menschen, sondern sich im Hier und Jetzt orientiert; wenn man dankbar ist für das, was geht und möglich ist, und sich an dem Positiven ausrichtet. Das Negative im Leben sieht man automatisch, das Positive aber muss bewusst gesucht werden. Bedeutend ist auch, dankbar für die kleinen Zeitfenster zu sein, in denen es einem besser geht und man weniger Schmerzen hat. Und besonders wichtig ist auch eine Haltung, dass man auch als leidende Person geben kann und nicht nur zu nehmen braucht.

Die Zufriedenheit eines leidenden Menschen lebt von Bescheidenheit, Demut, Dankbarkeit, Akzeptanz und Annahme dessen, was ist und was geht; davon, sich nicht schuldig zu fühlen, dass es so weit gekommen ist, und sich nicht immer die Schuld dafür zu geben, dass es noch nicht besser geworden ist. Zufrieden ist man, wenn man sich nicht ständig unter Druck setzt, weil man meint, anders und besser mit sich und seinem Leben umgehen zu müssen.

Zufriedenheit lebt außerdem davon, dass man seine Selbstakzeptanz und seine Zufriedenheit nicht abhängig macht von besonderen Leistungen; dass man sich versteht und sich nicht fertigmacht und abwertet; dass sie nicht abhängig ist von der Schmerzentwicklung. Zufriedenheit hat mit dem Menschen zu tun und nicht mit den Schmerzen.

Zufriedenheit lebt man, wenn man:
- sich ernst nimmt;
- liebevoll und verständnisvoll mit sich umgeht;
- geduldig ist mit sich;
- sich aufbaut und motiviert;
- auf sich eingeht und nur so viel macht, wie im Moment möglich ist;
- die Kraft aufbringt, sich immer wieder neu aufzurichten, Enttäuschungen hinter sich zu lassen und nach vorne zu blicken;
- sich gut zuredet, sich Bestätigung gibt, dankbar ist, wenn wieder mehr Mut und Zuversicht sichtbar und spürbar werden;
- im Hier und Jetzt lebt und nicht in dem, was man möchte und was schön wäre, *wenn* ...

Weitere wichtige Aspekte, die im Zusammenhang mit Zufriedenheit eine Rolle spielen können, sind die Einsicht, dass allein schon Zufriedenheit anzustreben zufrieden machen kann, und den Gedanken zuzulassen, dass diese immer neu geschaffen werden muss. Dazu gehört auch, zufrieden mit dem zu sein, wer man ist und was man sich erfüllt oder erarbeitet hat, was einem persönlich wichtig ist. Nur das, was dem Menschen besonders wichtig und bedeutsam ist, was für ihn Wert hat und Sinn ergibt, kann zufrieden machen.

Zufriedenheit hat auch mit Einstellungen und Haltungen zu tun, von denen für mich Bescheidenheit, Demut und Dankbarkeit die wichtigsten sind. Für viele Menschen kommt der Glaube an Gott hinzu, der Glaube, von ihm beschützt und geführt zu werden.

Für die einen bedeutet Zufriedenheit, zufrieden zu sein mit sich und mit dem, was sie dafür als wichtig erachten: Job, Beziehung, schönes Wohnen. Für andere, in dem Land leben zu können, in dem man zu Hause ist. Wiederum andere sind zufrieden, wenn sie bezüglich Krankenversicherung, Rente und Alter abgesichert sind. Viele sind zufrieden, wenn sie sehen, dass es den Kindern gut geht und dass für die Angehörigen das Leben weitergeht und es ihnen gut dabei geht. Jeder Mensch hat eigene Aspekte, die für ihn zählen.

Zufriedenheit hängt aber sicherlich nicht davon ab, dass man unhinterfragt die Werte übernimmt, die von Gesellschaft, Werbung und Medien vorgegeben werden: Jugendlichkeit, schönes Auto, straffe Haut, viel Geld, Luxus ... Zu sich und den eigenen Werten zu stehen, zu dem, was einem wichtig ist, und sich nicht beeinflussen zu lassen von außen, das macht zufrieden. Und nicht der ständige Vergleich mit dem, was andere mehr haben und vermeintlich besser können.

Mit anderen Worten geht es darum, sich die Frage zu stellen: »Was brauche ich zu meiner Zufriedenheit?« Aber auch diese Frageform ist möglich: »Was brauche ich sicher *nicht*, was gehört sicher *nicht* dazu, um mich zufrieden zu fühlen?«

Zufriedenheit hat zu tun mit Eindeutigkeit, mit Abwesenheit von Zweifeln, damit, dass es sich richtig anfühlt, was man im Moment empfindet. Und dennoch ist sie auch eine unstete und untreue Begleiterin. Sie verschwindet immer wieder und muss neu gefunden und aufgebaut werden. Und doch ist Zufriedenheit ein Wert, den anzustreben sich lohnt.

Es zeigt sich immer wieder, dass das Leben auch mit Schmerzen ein zufriedenes und würdiges Leben sein kann und dass es nicht nur das eine Ziel, nämlich Schmerzfreiheit, geben kann. Natürlich ist es schön, schmerzfrei zu sein, und der Traum oder die Hoffnung darauf hilft über viele schwere Momente hinweg, kann Energie geben, durchzuhalten, die Zuversicht aufrechtzuerhalten und weitere Kräfte zu mobilisieren.

Und es gibt Situationen, in denen diese Hoffnung das Einzige ist, was einen noch am Leben hält, das Einzige, was zählt. Für viele ist diese Hoffnung *das* Lebenselixier, ohne das sie sich ihr Leben nicht vorstellen können. Die Hoffnung auf Schmerzfreiheit heißt für sie Hoffnung auf ein würdiges und menschenwürdiges Leben, das Einzige, was von Bedeutung ist und wofür es sich lohnt, all die Schmerzen auf sich zu nehmen.

Die Hoffnung auf ein Leben in Schmerzfreiheit, wie es in der Werbung häufig beschrieben wird, ist aber auch eine Schmerzfreiheit, die von außen an einen herangetragen wird, weshalb man passiv abwarten muss, wann und ob sich dieser Zustand überhaupt einstellt. Weil nur die Schmerzfreiheit zählt, muss der Schmerz so lange ausgehalten werden, bis alles überstanden ist. Der/die Kranke muss ihn passiv über sich ergehen lassen, weil er scheinbar nichts mit ihm/ihr zu tun hat und der Schmerz ganz ohne eigenes Zutun auftritt – und aufhört ...

Mit der Erwartung zu leben, dass die Schmerzen endlich vorbeigehen oder erträglich werden, kostet viel Kraft. Immer auf dieses eine Ziel ausgerichtet zu sein, jede Bewegung der Schmerzen mit höchster Konzentration zu verfolgen und zu vergleichen und die eigene Stimmung davon abhängig zu machen, ob sie nachlassen oder nicht, wirkt sich fatal auf die Lebensqualität und das Selbstbewusstsein eines Menschen aus.

Auch ein Mensch, der einen konstruktiven und realistischen Umgang mit den Schmerzen sucht, der die Grenzen der Medizin erfahren hat und um die Grenzen der Schmerztherapie weiß, freut sich, wenn er Tage hat, an denen die Schmerzen ihn nicht so bedrängen, an denen er verschnaufen kann und etwas zur Ruhe kommt. Diese Tage nimmt man dankbar an und weiß, dass sich der Zustand wieder ändern kann und es meistens auch wird.

Während jemand anders, der nur den Medikamenten vertraut, sich an die schmerzfreien Tage klammert und zu Tode enttäuscht ist, wenn wieder alles in sich zusammenfällt. Dieses Auf und Ab, dieser Kreis von Hoffnung, Enttäuschung und wieder Hoffnung verschleißt einen, schafft ein Gefühl von Ungenügen und führt schließlich zu Resignation. In diesem Kreislauf gefangen zu sein, vermittelt das Gefühl von Abhängigkeit und Ausgeliefertsein an die Schmerzen und bringt das Bewusstsein, etwas selbst unternehmen zu können, zum Verschwinden.

Auch wenn die Schmerzforschung immense Fortschritte gemacht hat, gerät die Medizin immer noch häufig an ihre Grenzen. So bleibt dann für viele Menschen das Ziel Schmerzfreiheit nicht mehr als eine Hoffnung, die sich für sie nie erfüllen wird. Und ein Leben in der Hoffnung auf spätere Schmerzfreiheit bedeutet auch, am Leben im Moment vorbeizuleben – bedeutet, kein Leben im Hier und Jetzt. Verschieben des Lebens auf später bedeutet, immer ständiges Abwarten und auch, Chancen möglicher Zufriedenheit zu verpassen.

Warten und sich vertrösten auf ein Später – sei es, dass man davon ausgeht, irgendwann *später* einmal schmerzfrei zu sein oder dass Medikamente entwickelt und Operationstechniken gefunden werden, die ein schmerzfreies Leben ermöglichen – bedeutet immer ein Nichtleben und ein Aufschieben von Leben. Nur auf die Hoffnung zu setzen, dass etwas hält, ist kein guter Berater. Zu schnell kann dann alles zusammenbrechen, und nichts ist mehr da, was im Leben zählt. Weshalb der Gedanke so wichtig ist, dass es ein selbstbewusstes und zufriedenes Leben mit und trotz der Schmerzen geben kann. Was nicht bedeutet, sich selbst Sand in die Augen zu streuen, sich etwas vorzumachen oder sich zu belügen. Ein solches Leben anzustreben, kann Aufgabe und Sinn eines Lebens mit Schmerzen sein. Und so abgedroschen es auch klingen mag, so ist doch auch der Weg das Ziel, oder wenigstens, auf diesem Weg Zustände der Zufriedenheit zu erfahren, und nicht erst *später, wenn…*

Es gibt für die Betroffenen viele Möglichkeiten, sich mit ihren Schmerzen auseinanderzusetzen. Sie suchen im Laufe ihrer Leidenszeit nach tausend Wegen, um ein bisschen zur Ruhe zu kommen und die Schmerzen weniger aufdringlich und bestimmend werden zu lassen.

Bei vielen ist es ein ständiges Bemühen, die Schmerzen in den Griff zu bekommen.

Den Schmerzen ihre Dominanz zu nehmen heißt, ihnen kein Gehör zu verschaffen. Je mehr Zuwendung sie bekommen, umso mehr Bedeutung und Gewicht gibt man ihnen. Denn was sie wollen, ist Aufmerksamkeit und dass man sich mit ihnen beschäftigt. Ich weiß, es hört sich merkwürdig an. Aber wenn man sich auf diese Weise die Schmerzen bildlich vorstellt, wird vieles deutlich: Sie wollen Aufmerksamkeit, sie erzwingen sie, bis man sich mit ihnen befasst. Sie wollen ernst genommen werden. Und wenn man ihnen diese Aufmerksamkeit gibt, wollen sie noch mehr und noch mehr, bis man nicht mehr kann. Sie nehmen den ganzen Menschen immer mehr gefangen, so lange, bis sie das gesamte Leben dominieren. Das Traurige daran ist, dass man, wenn man versucht, sich von ihnen zu befreien, erst recht in ihre Gefangenschaft gerät und ihnen ausgeliefert wird. Das zu realisieren oder einfach nur zu merken, dass man immer müder und immer weniger zuversichtlich ist, macht alles noch schwieriger. Deshalb ist die folgende Formel so wichtig. Sie zeigt die Richtung an, wo und wie Zufriedenheit zu finden ist:

Sich selbst ernst und wichtig zu nehmen und nicht die Schmerzen, verhilft zu einem zufriedenen und würdigen Leben.

Gespräch mit Frau G.

Ich möchte meine bisherigen Ausführungen um ein Gespräch ergänzen, das ich mit einer Klientin geführt habe, die nach zwei Unterleibsoperationen über lange Zeit unter massiven Schmerzen zu leiden hatte und heute noch leidet.

Man sagt, die Schmerzen machen etwas mit dem leidenden Menschen und verändern ihn. Können Sie das bestätigen?
»Ja sicher, Veränderung vor allem im Sinne, dass alles gedämpft ist, wie ein Essen, das keinen Geschmack mehr hat. Die Schmerzen nehmen alles weg: Sie nehmen die Lust, die Freude, die Energie, einfach alles. Sie selbst sitzen in einem Zug und das Leben geht an Ihnen vorbei. Sie sehen es, sind dabei und sind es doch nicht. Sie nehmen die Lebensenergie, es ist, wie wenn der Stecker rausgezogen wird. Ich bin zwar da, habe aber weder Energie noch Freude. Mich gibt es, aber gedämpft.

Übersensibel, überdünnhäutig, ertrage ich nicht viel. Alles ist sehr schnell zu viel, alles wächst über den Kopf, ich habe dann das Gefühl, dem Leben nicht mehr gewachsen zu sein. Ich bin schnell mit den Nerven am Ende, weniger belastbar, reagiere überschnell und häufig forsch und habe nachher ein schlechtes Gewissen.

Bin lustlos und energielos. Ich bin nicht mehr ganz da, sondern mehr bei den Schmerzen. Fixiert auf die Schmerzen und dadurch gar nicht richtig bei den Menschen, auch nicht bei meinem Partner. Hoffentlich geht das vorbei.

Mich abzulenken kostet Kraft und führt auch dazu, dass ich weniger Energie habe für anderes.

Nicht mehr zurechtkommen mit allem. Es ist alles zu viel, die Kraft reicht nicht mehr, deshalb lebe ich im Gefühl von Versagen, nicht zu genügen und dass andere darunter leiden müssen. Alles macht Angst, vor einer Tätigkeit Angst, bei der Tätigkeit Angst, nachher Angst, es nicht richtig gemacht zu haben. Und die Angst nimmt jede Sicherheit und jede Zuversicht und jede Freude.

Ich sehe, was alles auf der Strecke bleibt. Und immer wieder vergleiche ich mit vorher, was vorher ging, was möglich war. Ich kann mir das heute gar nicht mehr vorstellen.

Immer Schuldgefühle, weil ich so wenig mache, Schuldgefühle, weil ich nicht anständig, nicht einfühlend war, sondern kurz angebunden, nicht liebenswürdig. Was denken die anderen, muss ich mich entschuldigen? Ich muss ganz viel überlegen und entscheiden, obwohl die Kraft nicht da ist.

Was mir zu schaffen macht: Der Schmerz ist überall, Schmerz ist überall dazwischen, zwischen mir und den Menschen, und dem, was ich mache, denke und will.«

Was heißt für Sie ein Leben mit Schmerzen?
»*Völlig gedämpft. Die Konzentration lässt nach, und alles braucht mehr Zeit und Aufwand und Kraft. Wenn Schmerzen dominant sind, heißt das: Ich bin nicht nur ausgeliefert, ich muss reagieren auf sie, und zwar so, dass es fürs Umfeld erträglich ist. Ich kann nicht einfach nur schweigen oder schreien.*

Bei allem, was vorher normal und selbstverständlich war, muss ich jetzt überlegen. Wie sitze ich, wie atme ich, nichts ist mehr wie vorher.«

Welchen Unterschied sehen Sie zwischen einem Leben mit und einem Leben ohne Schmerzen?

»Leben ohne: Hundert Prozent bei der Sache sein. Man kann ruhig und sicher ›segeln‹, da geht die Luft nicht einfach weg. Leben mit: Trennwand, Schmerz ist bei allem zwischen mir und Arbeit, Schlaf, Partner... Alle Energie geht weg, wie Fahren mit einem Reifen, der ein Loch hat, bei dem die Luft permanent entweicht, am Schluss fährt man auf den Felgen. Keine Erholung, die Schmerzen gehen und kommen und sind doch immer da, ständig Stress. Und der größte Stress: mit und trotz der Schmerzen zu funktionieren, tun, als wenn nichts wäre, laufen, reden ...«

Leben mit Schmerzen ist ein Leben in dauerndem Wandel?
»Immer wieder neu den Weg suchen, wie ich am besten mit dem Schmerz umgehe. Es ist kein Verlass auf den Schmerz: heute gut, morgen schlecht, heute traurig, morgen zuversichtlich ...«

Was hilft Ihnen im Umgang mit den Schmerzen?
»Mir immer wieder sagen, es sind nicht Schmerzen, die zum Tode führen. Man kann sie noch übertreffen, und es gibt Menschen, die haben noch viel mehr Schmerzen. Ich bin noch nicht auf dem Maximum der Schmerzen. Ich weiß, irgendwann einmal gehen sie zurück. Das hilft mir.«

Was tut gut?
»Die Gegenwart meines Partners. Bei ihm muss ich nichts verheimlichen. Dass ich mit ihm sprechen kann, vermittelt mir ein gewisses Maß an Normalität. Aber es nimmt die Schmerzen nicht. Aber es erleichtert, tut gut und gibt Kraft. Wäre ich allein gewesen, wäre ich wohl immer nur im Bett geblieben. Das wäre einfacher.
  Den Weg zu wählen zwischen allein sein und mit anderen zusammen sein ist eine Gratwanderung. Zu merken, wie lange ertrage ich das Miteinandersein, ist schwierig.«

Kann man mit Schmerzen ein zufriedenes Leben führen?
»Ja, wenn man sich sagen kann, es gibt Schlimmeres.
  Balance finden zwischen Teilnehmen am normalen Leben und die Erlaubnis haben, den Schmerzen nachgeben zu dürfen.
  Wenn man dosieren kann, wie viel an Schmerzen man ertragen kann, dann kann man vor- und nachgeben. Wenn ich bei mir bin, mich spüre und entscheiden kann, dann bin ich zufrieden. Wenn ich ein Stück Alltag leben und nachgeben kann, wenn es nicht anders geht, dann bin ich zufrieden.
  Das, was im Moment möglich ist, zu machen und nicht in den Schmerzen zu verharren.

Entscheiden können, wann den Schmerzen nachgeben, macht auch frei und ich fühle mich nicht von den Schmerzen bestimmt, wenn es meine Entscheidung ist, z. B. fürs Bett, für Rückzug und Abbruch einer Handlung.

Selbst entscheiden können, das zu tun, was im Moment hilft. Was jetzt im Moment gut für mich ist, sich dafür zu entscheiden. Nicht der Schmerz sagt, dass ich jetzt ins Bett muss, sondern ich sage mir, dass es für mich gut ist, jetzt ins Bett zu gehen.

Zufrieden macht mich trotz allem, dass ich mit meinem Partner sitzen und einen Kaffee trinken kann, dass ich aufrecht sitzen kann – trotz der Schmerzen und obwohl alles blass ist und ohne Sonne.«

Zusammenfassung: Vom Leben mit chronischen Schmerzen

Alles im Leben von Menschen mit chronischen Schmerzen dreht sich um die Schmerzen. Sie sind das beherrschende Thema, das sich mit jedem anderen in irgendeiner Form verbindet. Es ist das Schlüsselthema, um das alles andere kreist.

Leben mit Schuldgefühlen: Das Leben mit chronischen Schmerzen ist von Schuldgefühlen geprägt, nicht das erbringen und geben zu können, was man will oder was von einem erwartet wird. Nicht die Partnerin oder der Partner sein zu können, die bzw. der man sein möchte. Das Gefühl zu haben, dass der Partner, die Partnerin zu kurz kommt und sich mit den eigenen Sorgen allein befassen muss. Zu realisieren, dass man nicht mehr die nahe und intime Bezugsperson ist oder sein kann, die man sein möchte. Die Kraft, auch noch für andere da zu sein und auf sie zu achten, reicht nicht mehr. Man ist froh, dass man selbst über die Runden kommt. Dazu kommt die Angst: *»So, wie ich bin, kann mein Partner / meine Partnerin mich gar nicht mehr lieben; nicht mehr lange, bis er/sie jemand anders hat.«*

Man erlebt sich nur als Schmerz. Der Körper und das Leben sind Schmerz. Man will nicht so leben, und doch geht es nicht anders. Man versucht sich abzulenken, aber es gelingt nicht, die Schmerzen sind zu stark und die Kräfte, dagegen anzugehen, zu schwach. Auch hier erfährt man sich als Versager. Nichts gelingt mehr, bei allem muss man aufgeben, nachgeben, zurückstecken, verzichten. Was man will, darf nicht mehr wichtig sein, nur das, was geht und was die Schmerzen erlauben, zählt.

Schwindende Kraft: Man spürt, dass man immer weniger Kraft hat. Die Kraft reicht nicht mehr, um sich von den Schmerzen abzulenken und das zu machen, was man will. Man will freundlich sein, nicht aufbrausend, streng und ungeduldig, aber es gelingt nicht. Man will auf die anderen eingehen, aber die Kraft fehlt und auch das Interesse. *Man will...* Der Wille ist da, aber der Körper macht nicht mit. Also erlebt man sich immer als jemand, der will und doch nicht kann, die will und es doch nicht schafft, doch nicht durchhält. Das deprimiert, macht traurig und je nach Temperament wütend, aggressiv, böse, übergriffig – oder man zieht sich zurück und unternimmt gar nichts mehr. Sich so zu erfahren, als jemand, dem/der nichts gelingt, obwohl man so viel will, der/die alles versucht, für sich und die anderen, der/die tapfer sein will und es doch nicht so sein und zeigen kann, ist schwer zu ertragen. Und die Zeit geht dahin, es ändert sich nichts, ein Auf und Ab oder ein sich im Kreis Drehen, zwei Schritte nach vorn und einen zurück, so fühlt sich das Leben an.

Schwindende Zuversicht: Je länger die Schmerzen dauern, umso mehr schwindet die Zuversicht auf ein erträgliches Leben. Die Hoffnung auf Besserung blitzt zwischendurch immer wieder auf, um wieder eingeholt zu werden von neuerlichen Schmerzen und Wellen der Enttäuschung. Die Angst, dass es nie besser wird, wird immer größer und damit drängt sich die Frage auf: *»Wo endet das, wie lange schaffe ich das noch, wie lange habe ich noch die Kraft, durchzuhalten?«*

Die Schmerzen nagen an der Substanz, sie höhlen den Menschen aus, sie kosten und gehen ans Lebendige. Alles wird Krampf und Kampf, ohne dass die Mitmenschen in der eigenen Umgebung viel davon mitbekommen.

Zu erfahren, dass man nicht mehr richtig lebt und sich alles nur noch um die Schmerzen dreht, kann einen aufrütteln und Anlass sein, Entscheidungen nicht mehr nur allein von den Schmerzen abhängig zu machen, sondern sich bewusst anderem zuzuwenden – und so langsam wieder Herr und Meister zu werden über sich und sein Leben. Zu realisieren auch, dass man die Weichen neu stellen und das Leben selbst in die Hand nehmen kann, mobilisiert Kräfte, die man vorher nicht für möglich gehalten hat. So stehen häufig abnehmende Zuversicht und schwindende Kräfte am Anfang eines neuen Lebensabschnittes.

Erfahrung von Sinnverlust: Es verliert alles an Bedeutung. Was ist noch wichtig? Dass man die Medikamente nimmt, dass es einem besser geht und dass man das Wenige, was man sich noch vornimmt, über die Runden bringt? Man ist es mittlerweile gewohnt, dass es einem immer schlechter geht oder auf jeden Fall nicht besser. Aber das Wenige, das will man noch retten, um nicht ganz aufzugeben. Es gibt für einen immer noch so etwas wie Würde und Selbstachtung. Den letzten Rest will man nicht auch noch verlieren – so habe ich das immer wieder bei Menschen mit chronischen Schmerzen erlebt.

Selbstüberforderung: Manchmal überfordert sich ein schmerzgeplagter Mensch maßlos. Er macht etwas, wovon er weiß, dass es viel zu viel für ihn ist, um sich zu beweisen, dass es geht. Es ist ihm wichtig, dass er zwischendurch über das Ziel hinausschießt, er »sündigt« oder sich etwas vornimmt, das er auch in bester Verfassung nicht leisten könnte.

Etwas »extra« tun: Das ist wichtig, es ist wie ein Aufbäumen: *»Es gibt mich noch, ich habe mich noch nicht aufgegeben! Ich will es wissen, und wenn es das Falscheste ist, was ich jetzt mache, ist mir das auch egal. Ich mache es, ich will es. Punkt.«*

Immer wieder dieses Aufbäumen. Es ist wie ein Stück Leben, das man sich zurückholt. Es zeigt, wie wichtig es für einen ist, das Ruder nicht aus der Hand zu geben. Je mehr Entscheidungen man bei sich behält, je mehr Kontrolle man über sich und sein Leben hat, umso besser geht es einem, auch wenn man sich manchmal halb tot fühlt. Aber es tut gut, man hat sich gespürt und erfahren, dass man noch lebt, dass es einen noch gibt. Das macht zufrieden und stolz: *»Ihr könnt mich noch nicht abschreiben, es gibt mich noch. Mit mir müsst ihr noch rechnen.«* Es tut gut, so sprechen zu können.

Den gleichen Ablauf kann es auch bei Menschen geben, die sich immer mehr zurückziehen, wenig sagen und zeigen, still und stiller werden. Auch bei ihnen kann es ab und zu so einen eruptiven Anfall geben. Dann ist es so, als würde man sich ins Leben zurückmelden: *»Hallo, ich bin noch da!«* Es ist, wie auch das Schimpfen, ein sich Befreien, Luftholen und sich Zurückmelden: *»Ich lebe! Hört ihr mich?«* So etwas tut gut, auch wenn sich nachher ein schlechtes Gewissen einstellt und die anderen einen meist nicht verstehen.

3. Das 3-Phasen-Modell vom Umgang mit chronischem Schmerz

Einen eigenen Lebensstil und wieder zu sich selbst finden

Zu Beginn der Leidenszeit hat der betroffene Mensch nur den einen Wunsch, möglichst schnell wieder so leben zu können und sich so gesund und vital zu fühlen wie vorher. Mehr oder etwas anderes will er nicht und braucht er für seine Zufriedenheit nicht. Seine Zuversicht ist unerschütterlich, dass sich alles wieder einrenken wird und er bald wieder zur Normalität zurückkehren kann.

Mit der Zeit treten dann zunehmend andere Themen in den Vordergrund: wie mithelfen im Heilungsprozess, die Therapien aktiv unterstützen und sich etwas Gutes tun, sich ausgedehntere Erholung erlauben oder auch vermehrt Sport treiben. Kürzertreten im Beruf wird ein Thema, und alternative Heilmethoden und homöopathische Schmerzmittel werden immer mehr zum Gegenstand des Denkens und Handelns. Nur zuwarten und hoffen will man meist nicht mehr, dafür sind die Schmerzen und die Ungeduld zu groß und das Warten, Hoffen und Nichtstun zu belastend. Schmerzmittel sind und bleiben ein wichtiges Thema, nicht zuletzt, weil diese zwar im Augenblick meist erfolgreich, langfristig aber nahezu ohne Wirkung bleiben.

Und so setzt bei den meisten irgendwann einmal ein Prozess ein, in dessen Rahmen sie sich damit auseinanderzusetzen beginnen, wie es weitergehen soll. Ihre ständige Ausrichtung auf die Schmerzen und den Umgang mit ihnen wird zunehmend zum Problem. Viele frustriert es, dass sie so viel tun, sich strikt an die ärztlichen Anweisungen halten und es ihnen doch nicht besser geht. *»Worum geht es denn eigentlich, wenn das, was wir bisher versucht haben, nicht zum Erfolg führt? Wofür denn der ganze Aufwand, wenn es doch nichts bringt?«*

Was sich klar zeigt im Laufe des Schmerzlebens, ist die Tatsache – und das spüren die meisten Menschen, wenn auch unterschiedlich stark und deutlich –, dass ihnen bloß abzuwarten auf Dauer nicht guttut. Es wird ihnen immer stärker bewusst, dass das, was sie bisher unternommen haben, nicht genügt, dass es einen neuen Weg braucht und dass es um einen *anderen Umgang* mit den Schmerzen geht. Es bedarf etwas grundlegend Neuem, und zwar eines persönlichen Lebensstils, der sich bewusst auf das Schmerzempfinden ausrichtet und für den sich der betroffene Mensch entscheiden muss – klar, bestimmt und eindeutig. Es geht darum, ein Bewusstsein zu entwickeln, dass bei allen Schmerzen man selbst über sein Leben bestimmen kann, dass man aufgerufen ist, selbst Verantwortung zu übernehmen, um es nicht beim »*Ich weiß ja gar nicht, was ich machen kann oder machen muss*« bewenden zu lassen. Schmerzen sind keine Bankrotterklärung für den Menschen. Jetzt kommt es auf einen selbst an, dass man die Verantwortung für sein Leben wahrnimmt. Umgang mit Schmerzen bedeutet, sich für eine persönliche Ausrichtung im Leben zu entscheiden, die den Menschen in den Vordergrund stellt. Es geht nicht darum, sich mit dem Schmerz zu versöhnen, sondern um den Menschen selbst – und der Umgang mit den Schmerzen ist ein Umgang mit sich selbst.

Die drei Schmerzphasen

Jeder Mensch hat seine eigene Schmerzgeschichte, und jeder Mensch hat seine Form des Umgangs mit Schmerzen, mit sich und seinem Leben. Und dennoch lässt sich so etwas wie ein allgemeingültiger Verlauf des Leidens sehen und formulieren. Für mich ist das folgende Phasenmodell der chronischen Schmerzen, wie es sich aus den verschiedensten individuellen Verläufen herauskristallisiert hat, überzeugend. Es ist ein den Einzelfall übergreifendes Entwicklungsmodell und lässt dennoch viel Spielraum für individuelle Abläufe, weil es nur wenige Eckpunkte formuliert. Es lässt unterschiedliche Übergänge zu, abrupte oder sich langsam vollziehende, bewusste und schnelle Entscheidungen und Beschlüsse, die als Ergebnis eines langsamen Prozesses getroffen werden. Das Modell erlaubt auch das Überspringen einzelner Phasen wie auch schnellere oder direkte Einstiege in die zweite oder gar dritte Phase.

Ich gehe davon aus, dass ein Mensch mit chronischen Schmerzen *drei Phasen* durchläuft. Das heißt, dass der oder die Betroffene schon eine kürzere oder längere Phase mit akuten Schmerzen gelebt hat, auf die dann die drei Phasen der chronischen Schmerzentwicklung folgen. Die Schmerzentwicklung umfasst also eigentlich vier Phasen: eine akute Phase und drei chronische Phasen.

> Zu Beginn der Schmerzentwicklung steht die *akute Schmerzphase*. Dann folgt die Entwicklung der chronischen Schmerzen, mit drei Phasen, die sich wie folgt umschreiben lassen:
> In der *ersten Phase* der chronischen Schmerzentwicklung geht es dem betroffenen Menschen primär nur um die Schmerzen. Sein Denken und Tun, seine Wahrnehmung ist auf die Schmerzen ausgerichtet und ihre Reduktion steht für ihn im Mittelpunkt.
> Dann folgt ein Wechsel der Perspektive von den Schmerzen hin zu sich selbst. In dieser *zweiten Phase* entscheidet sich der oder die Einzelne für einen bewussteren Umgang mit sich selbst. Dabei werden Selbstbestimmung und Selbstverantwortung zentral.
> In der *dritten Phase* geht es dann nicht mehr nur darum, dass man selbst im Zentrum steht und weniger die Schmerzen, sondern um einen maßgeschneiderten Umgang mit sich selbst, mit anderen Worten: mit einer ganz persönlichen und nachhaltigen Strategie. Es ist eine Entscheidung ganz grundsätzlicher Art für sich und für ein persönliches und selbstbestimmtes Leben.

In der *akuten Phase* machen die Betroffenen grundlegende Erfahrungen mit sich und ihrem Umgang mit Schmerzen. Und es sind diese Erfahrungen, die für den weiteren Verlauf ihrer persönlichen Schmerzentwicklung von Bedeutung sind. Meist werden die Muster des Umgangs mit Schmerzen ohne weitere Veränderungen in die chronische Schmerzentwicklung mitgenommen. Wie die Schmerzen setzen sie sich in den weiteren Leidensverlauf fort.

In der akuten Phase geht es nicht nur um Krankheitsbilder, bei denen die Dauer des Verlaufes mehr oder weniger absehbar ist wie beispielsweise bei Zerrungen, Brüchen oder Entzündungen. Sondern häufig erleben Menschen einen Zustand, der sich über Wochen hinzieht und bei dem es für sie nicht nach einer Verbesserung in nächster Zeit aussieht. Es geht dabei um Heilungsprozesse, die sich elend lang hinziehen, Komplikationen, die neue Operationen nötig machen, Medikamente, die abgesetzt werden müssen, Therapien, die nicht anschlagen, Diagnosen, die sie kaum verdauen können. Es sind alles Ereignisse, die offenlassen, wie es weitergeht. Die Belastbarkeit wird gefordert und die Schmerzresistenz der Betroffenen auf die Probe gestellt. Sie lernen sich kennen, wie gut oder ob sie überhaupt Vertrauen fassen können in die Ärzte, Ärztinnen, Physiotherapeuten und andere medizinische Fachkräfte, wie kritisch oder gläubig sie sind hinsichtlich von Therapien und Medikamenten, wie sehr sie mitentscheiden wollen (und dürfen!) oder wie schnell sie sich fügen und unterordnen. Sie erfahren auch, wie schnell sie aufgeben und in immer wiederkehrende negative Gedankenspiralen geraten oder wie lange sie hoffen und zuversichtlich bleiben, wie gut sie sich zusprechen und Hilfe annehmen können oder auch Hilfe suchen.

All das sind Erfahrungen, die sie in die *chronische Schmerzentwicklung* mitnehmen und die diese maßgeblich prägen. Wer aus den gemachten Erfahrungen in der akuten Phase gelernt und seine Schlüsse gezogen hat, ist häufig schneller an dem Punkt, an dem er realisiert, dass es jetzt mehr um ihn als nur um die Schmerzen gehen muss. Er wird sehr schnell in die zweite oder gar dritte Phase einsteigen können. Aber auch andere sind in der Lage, nach der akuten Phase direkt in die zweite oder gar dritte Phase überzugehen.

Nicht wenige Menschen suchen von Beginn ihrer Leidenszeit an nach immer neuen Wegen, um in ihrem neuen Leben möglichst wenig beeinträchtigt zu werden, legen Wert darauf, ihr Leben oder das, was sie in ihrem Leben als wichtig und notwendig erachten, zu bewahren und weiter pflegen zu können. Sie sind von Anfang an nicht bereit, sich dem Diktat der Schmerzen zu unterwerfen. Sie denken und handeln nach dem Motto: »*Ich lasse mir von nichts und von niemandem mein Leben bestimmen. Es ist mein Leben und das soll es auch jetzt, unter erschwerten Bedingungen, bleiben.*« Dass diese Menschen sehr schnell in die Phase zwei oder gar drei gelangen, liegt auf der Hand.

Menschen mit einer Diagnose, die ihnen nur noch eine kurze Zeit zum Leben offenlässt, befinden sich sehr schnell in der dritten Phase. Alles Unwesentliche und Banale fällt weg. Sie konzentrieren sich nur noch auf das in ihrem Leben, was sie als wesentlich und entscheidend für sich betrachten. Sie sind sehr bestimmt und kongruent in dem, was sie über sich äußern und wie sie leben. Da gibt es keine Halbheiten und keine unnötigen oder faulen Kompromisse. Ehrlich und selbstbestimmt bis zum Tod leben sie ihre letzte Lebensphase. Davon halten sie auch Schmerzen und Ängste nicht ab, auch keine Mahnungen, sich zu schonen und mehr Rücksicht auf ihren Zustand zu nehmen. Im Bewusstsein des nahenden Todes leben viele Menschen dann sehr intensiv, leben aus, was ihnen wichtig ist, und erlauben sich vielfach das, was sie sich sonst nicht getraut oder gegönnt hätten. Der eine wird jetzt bis ins Letzte alles regeln und investiert all seine Kräfte und verbleibende Zeit für einen guten Abschluss seines Lebens, um seinen Nächsten Arbeit zu ersparen. Die andere reist und besucht all das, was sie sich für später aufgespart hatte, und der Dritte trifft sich mit den Menschen, die er noch einmal sehen und von denen er sich verabschieden will. Es geht um einen selbst und um das, was man will und was einem wichtig ist. Und die Schmerzen? Ja, die gibt es nach wie vor, nur lässt man sich von ihnen nichts sagen, geschweige denn etwas vorschreiben.

Ob, wie, wann und wie lange die einzelnen Phasen durchlaufen und gestaltet werden, hängt von verschiedenen Faktoren ab: zum einen von persönlichen Erfahrungen und Vorstellungen, aus denen Menschen in der akuten Schmerzphase ihre Schlüsse ziehen. Es sind aber auch Charaktereigenschaften und familiengeschichtlich etablierte Formen des Umgangs mit Schmerzen. Und ebenso sonstige Muster der Problemlösung und damit verbunden auch Persönlichkeitsmerkmale wie Geduld, Umgang mit und Erwartungen an sich und ans Leben, ob jemand beispielsweise optimistisch und neugierig oder eher verhalten skeptisch und vorsichtig abtastend im Leben steht. Ebenso, mit wie viel Selbstvertrauen jemand an Lebensaufgaben herangeht. Die Art der Regeneration spielt mit hinein, zum Beispiel ob sich jemand grundsätzlich schnell von einem Schicksalsschlag erholt. Und nicht zuletzt ist es auch der Schweregrad der Erkrankung und wie der Heilungsverlauf sich zeigt, ob und in welchem Ausmaß Komplikationen auftreten, und auch, wie hoch das Vertrauen in die Ärzte und allgemein in die Medizin ist. Daneben spielen sicher auch Zufälle und Glück eine Rolle.

Entscheidend, ob ein Mensch in einer Phase stecken bleibt oder gar Phasen überspringt, sind immer auch die körperlichen Ursachen der Schmerzen, wie sie sich verändern, verschlimmern oder verbessern. Komplikationen, Unverträglichkeiten spielen häufig unberechenbar in die Schmerzentwicklung hinein. Zeiten mit weniger und andere mit starken Schmerzen – häufig nachvollziehbar, häufig aber auch unerklärlich und überraschend – können den Menschen an den Rand der Belastbarkeit bringen und den Wechsel in eine nächste Phase erschweren.

Im Folgenden werde ich kurz die einzelnen Phasen vorstellen, die ich dann in den weiteren Kapiteln vertiefen und ergänzen werde. Es geht mir hier zunächst darum, einen ersten Einblick in den Ablauf der Schmerzentwicklung zu vermitteln. Im vierten Kapitel, das von der ersten Phase handelt, dominieren der Schmerz und seine Bekämpfung.

Im fünften Kapitel geht es um die zweite Phase, in der die Betroffenen einen Perspektiven- oder Paradigmenwechsel vollziehen, oder anders gesagt, es geht darum, wie der betroffene Mensch sich *für sich* zu entscheiden beginnt und sich selbst und den Schmerzen eine neue Bedeutung gibt. Nicht mehr die Schmerzen sind es, die eine besondere

Beachtung erfahren, sondern man selbst, das eigene Leben und die damit verbundene Lebensqualität.

Im sechsten Kapitel geht es schließlich um die persönliche Lebensstrategie des einzelnen Menschen. Ich nenne sie in Anlehnung an das Autofahrern bekannte Navigationssystem GPS, ein Begriff, der dort ausführlicher vorgestellt wird. In diesem Kapitel wird nicht zuletzt betont, dass das Kämpfen gegen den Schmerz keine Zielangabe wie beim herkömmlichen GPS braucht. Eher handelt es sich um einen Kampf in dem Sinn, eine ganz neue Einstellung zu sich selbst und zum Leben einzunehmen. Diese stellt den Menschen ins Zentrum und nicht den Schmerz. Es geht in dieser dritten und letzten Phase um eine ganz persönliche und in diesem Sinne einmalige Lebensgestaltung, um eine zustands- und stimmungsübergreifende Lebensform, die dem Menschen eine best- und höchstmögliche Zufriedenheit und Lebensqualität ermöglicht.

Phase I der chronischen Schmerzentwicklung: Konzentration auf den Schmerz

In der ersten Phase geht es um den Umgang des betroffenen Menschen mit seinen Schmerzen mit dem Ziel, diese möglichst kleinzukriegen, um in seinem Leben nicht allzu sehr von ihnen beeinträchtigt zu werden. Insgeheim hoffen Betroffene noch, ihr bisheriges Leben möglichst in gleicher Weise weiterführen zu können. Dabei unterschätzen sie häufig die Macht und Dominanz der Schmerzen, vor allem aber den Einfluss, den diese auf ihre Person und ihr Leben haben werden.

Schmerzen machen etwas mit dem Menschen, und der Mensch macht bewusst oder unbewusst etwas mit ihnen. Und dagegen gibt es verschiedene Strategien. Sie haben mit den Erfahrungen in der akuten Schmerzphase zu tun wie auch mit dem persönlichen Lebensentwurf und Charakter. Die einen versuchen, aktiv und kreativ individuelle Wege zu finden, die mithelfen können, die Schmerzen zu reduzieren, während die Nächsten sich strikt und ausschließlich an die Vorgaben der Ärzte halten und andere wiederum wenig bis nichts tun, um ihre Schmerzen mildern zu können. Sicher haben auch das Temperament und all die Faktoren, die schon in der akuten Schmerzentwicklung bestimmend waren, Einfluss darauf, in welchem Maß und auf welche Weise die Menschen sich an ihrem Gesundungsprozess beteiligen. Mitentscheidend sind ebenso Faktoren wie Leidensfähigkeit, Erwartungen an sich, ans Leben und Vorstellungen über einen möglichen Heilungsverlauf.

Phase 2 der chronischen Schmerzentwicklung: Konzentration auf den Menschen

Hier geht es um eine Neuorientierung und einen Paradigmenwechsel. Nach dem Motto *»Jetzt geht es um mich«* steht der Mensch selbst im Mittelpunkt. Es ist ein allmähliches sich Einstellen darauf, dass die Schmerzen vielleicht nicht nachlassen werden, oder wenn doch, dann nicht in absehbarer Zeit. Annehmen und nicht gegen den Schmerz kämpfen wird zum Leitsatz, sich Einstellen auf ein neues Leben – ein Leben, in dem der betreffende Mensch selbst wieder die Führung und Verantwortung für sich und sein Leben übernimmt.

Es ist ein Auf und Ab, ein Suchen nach Möglichkeiten, besser für sich zu sorgen, sich neu zu orientieren, wie man sein Leben anders und befriedigender organisieren kann mit dem Ziel, zu mehr Lebensfreude zu gelangen. Begleitet wird solches Bemühen davon, immer wieder an Grenzen zu stoßen, nicht mehr weiterzuwissen und aufgeben zu wollen. Einmal gelingt der Perspektivenwechsel, ein andermal nicht. Über weite Strecken bleibt der leidende Mensch in den alten Mustern des Umgangs mit Schmerzen stecken, lehnt sich auf und versucht alles, damit die Schmerzen verschwinden. Dann wiederum besinnt er sich auf sich und versucht zu überlegen, was ihm wichtig ist. So geht es hin und her. Der Paradigmenwechsel ist im Gang, noch ist er aber nicht so stabil wie in der dritten Phase.

Sich den Schmerzen ausgeliefert zu fühlen, ohne einen Ausweg oder ein Ende zu sehen, macht je nach Charakter traurig, enttäuscht, aggressiv oder verbittert und führt manchmal dazu, dass jemand alle Hoffnung fahren lässt, Hilfe nur noch von anderen erwartet oder aber sich auflehnt und sich sagt: *»Jetzt erst recht.«*

Wer so spricht, fängt einen neuen Lebensabschnitt an, bei dem es ganz bewusst und direkt ums eigene, persönliche Leben geht, darum, wieder am Leben Anteil zu haben und nicht nur auf die Schmerzen ausgerichtet zu sein. Dann geht es darum, das tun zu können, was einem wichtig ist; am sozialen Leben teilzunehmen; sich beruflich neu einzurichten; die Beziehung trotzdem leben und genießen zu können; am Wachsen und der Entwicklung der Kinder teilzuhaben; ein präsenter und aktiver Teil der Familie zu sein.

Nicht mehr den Schmerzen ohne eigenes Zutun ausgeliefert zu sein, sich nicht mehr schwach und abhängig zu fühlen, verändert das Lebensgefühl und das Gefühl von sich selbst. Zu erfahren, dass man mit den Schmerzen leben kann, dass man zufrieden sein kann, wenn man sich um sich und um sein Leben kümmert, schafft ein neues Lebensgefühl. Sich wieder spüren – spüren, dass man lebt, *wieder* lebt, schenkt Zuversicht und Kraft.

Aus Sicht der Schmerzpatienten formuliert steht die neue Haltung, welche die zweite Phase konstituiert, für:

- *Ich* will mich nicht mehr bedingungslos den Schmerzen unterwerfen und mein Leben von ihnen diktieren lassen.
- *Ich* entscheide mich für mich, denn ich bin wichtig und nicht die Schmerzen. Sonst werden die Schmerzen bestimmender als ich und das will ich nicht mehr.
- *Ich* lasse es nicht zu, dass etwas oder jemand über mich und mein Leben bestimmt. Ich laufe sonst Gefahr, dass sich mein ganzes Denken nur um die Schmerzen dreht. Dann bin ich Sklave der Schmerzen und lebe nicht mehr wirklich. Dann bin ich im Gefängnis der Schmerzen eingesperrt, fühle mich ausgeliefert und machtlos. Dann bin ich die Schmerzen, dann verliere ich mich, dann gibt es mich nicht mehr.

Dieses neue Denken und diese Haltung einzunehmen, geht nicht von heute auf morgen und gelingt auch nicht immer. Aber es ist eine Richtung des Denkens, die es wert ist, sich anzueignen und zu trainieren – und das immer wieder von Neuem. Die Veränderung beginnt im Kopf und das Einüben eines neuen Lebensstiles ebenso. Klare Entscheidungen verhelfen dem betroffenen Menschen zu mehr Ruhe und Sicherheit und damit auch dazu, dass die Ängste nachlassen und die Schmerzen weniger im Vordergrund stehen.

»Weniger im Vordergrund« kann bedeuten, dass man sie als weniger störend und quälend erlebt und dass man sie in den verschiedensten Situationen »vergisst«, weil man abgelenkt oder engagiert und mit etwas anderem beschäftigt ist. Den Kompass neu auszurichten hilft, dass die Schmerzen in den Hintergrund treten und an Kraft und Bedeutung verlieren. Sie verschwinden nicht wirklich und können sich zwischendurch wieder hartnäckig in den Vordergrund drängen. Diese neue Ausrichtung hilft jedoch dabei, die Schmerzen beiseitezuschieben, nicht auf sie einzugehen und sich von ihnen nicht aufhalten zu lassen.

Phase 3 der chronischen Schmerzentwicklung: Konzentration auf die persönliche Strategie

Die Absicht, mitzuwirken und nicht einfach nur gelebt zu werden, setzt sich fort mit dem Wunsch, nicht nur mehr einzelne Situationen zu gestalten und in kurzen Momenten das Zepter des Lebens selbst zu übernehmen, sondern eine Lebensform im Umgang mit den Schmerzen zu finden, die den ganz eigenen Bedürfnissen und Werten entspricht, eine Langzeitstrategie beinhaltet und die die Betroffenen so freier und unabhängiger macht von der jeweiligen Schmerzsituation. Es geht um einen Umgang mit den Schmerzen, den man als *neuen Lebensstil* oder *neuen Lebensentwurf* bezeichnen könnte. Mit anderen Worten: um eine ganzheitliche individuelle und persönliche Lebensstrategie.

Sie hilft dem leidenden Menschen, sich nicht immer nur mit den Schmerzen befassen zu müssen. Mit einer solchen umfassenden Lebensstrategie übernehmen die Betroffenen noch eindeutiger die Verantwortung für das eigene Leben – Verantwortung, die auch nicht mehr haltmacht vor den Schmerzen, ob sie nun akut oder chronisch sind. Es geht dabei um die klare und bewusste Entscheidung, selbstbestimmt und selbstverantwortlich sein Leben in die Hände zu nehmen. Eine solche Lebensausrichtung hilft, Angst abzubauen und sich mit sich und seinem Leben zu versöhnen. Es ist nicht mehr nur wichtig, wie man bestmöglich mit den Schmerzen umgeht, ohne sich selbst zu übergehen oder zu vernachlässigen. Jetzt will man mehr als eine bloße Problemlösungsstrategie. Man will eine ganz persönliche Lebensstrategie für sich finden, die möglichst viele Schmerzphasen überdauert. Ich verwende hier das Kürzel »GPS«, das alle Autofahrer bestens kennen.

Schon in der zweiten Phase ging es um das Ergebnis einer Entwicklung und eines klaren Beschlusses, den Schmerzen die Bedeutung zu nehmen, die sie bis dahin hatten. In der dritten Phase liegen den Entscheidungen für den Umgang mit sich und dem eigenen Leben grundsätzlichere Überlegungen zugrunde: »*Ich will mein Leben nach meinen Vorstellungen und Bedürfnissen gestalten.*«

Es geht um die ganz persönliche Lebensform und Lebensgestaltung des Menschen, um sein ureigenes Wertesystem, um seine Würde und seine Integrität, wie er das, was ihm wichtig ist, in seinem Leben und in seinem Alltag umsetzen kann. Er beschäftigt sich damit:
- Wie er leben will;
- was ihm wichtig ist;
- was er lassen und nicht lassen will;

- was zu ihm gehört, was ihn und sein Leben ausmacht;
- wo er Schmerzen in Kauf nehmen will und einen Preis dafür zu zahlen bereit ist und wo nicht;
- wie viel an Abhängigkeit für ihn annehmbar ist.

Es geht hier um Verhaltensweisen, die helfen, die Angst-Schmerz-Spirale zu unterbrechen, denn Angst und Stress sind, wie bereits hervorgehoben, an der Verstärkung des Schmerzempfindens maßgeblich beteiligt. Mit dem Ziel, das eigene Leben zu leben, ist immer auch die Absicht verbunden, von den Schmerzen weniger tangiert zu werden und die Angst vor ihnen möglichst kleinhalten zu können. Deshalb sind Angst- und Schmerzreduktion wichtige Entscheidungskriterien beim Finden der persönlichen neuen Lebensform.

In dieser Phase fragt sich die betroffene Person jetzt, was sie machen kann und was möglich ist, um mit und trotz der Schmerzen ein zufriedenes Leben zu führen. Hier geht es um das Finden einer neuen Lebensstrategie in Grenzsituationen des Lebens, wenn man besonders gefordert und herausgefordert ist. Es geht darum, sich sich selbst zuzuwenden und sich damit von den Schmerzen abzuwenden. Der Mittelpunkt des Lebens wird nicht mehr von den Schmerzen, sondern von dem oder der Betroffenen selbst eingenommen. Wendet man sich und seinem Leben zu, werden die Schmerzen nicht mehr so zerstörerisch und bösartig erlebt. Wenn man sich von den Schmerzen abwendet, empfindet man sie auch nicht mehr so penetrant. Und damit ist der Umgang mit ihnen auch nicht mehr so schwierig und belastend. Man fühlt sich ihnen weniger ausgeliefert und von ihnen bedrängt.

Man will in dieser neu gefundenen Lebensform ein Leben leben, zu dem man Ja sagen kann und das man als *sein Leben* erkennt. Man will sein Leben persönlich und frei gestalten und sich aus der Abhängigkeit der Schmerzen befreien und sich dem ihnen Ausgeliefertsein entziehen, will Verantwortung für sein Verhalten, Denken und Handeln übernehmen, mit sich selbstverantwortlich und selbstbestimmt umgehen und seine Einstellung zum Leben und zum Schmerz selbst bestimmen. Es geht dabei nicht mehr nur ums Kämpfen. Es geht nicht mehr darum, wer stärker ist, man selbst oder die Schmerzen. Es geht um das *eigene Leben*, darum, seine Kräfte einzusetzen für die eigene Zufriedenheit. Es geht um eine neue Lebenshaltung, die den Menschen ins Zentrum stellt: »Ich *bestimme über mein Leben – und nicht die Schmerzen.*«

Die Schmerzen annehmen

Ein ganz wichtiger Aspekt beim Umgang mit chronischen Schmerzen – und das betrifft alle drei Phasen – besteht zuerst einfach darin, zur Kenntnis zu nehmen, dass es sie gibt, dass sie da sind und etwas mit einem machen. Sie verändern etwas beim Einzelnen, und wie der Mensch mit Schmerzen umgeht und welche Bedeutung er ihnen gibt, ist nicht zuletzt Ausdruck davon, wie es ihm gelingt, die Schmerzen als zu seinem Leben oder wenigstens als zu seiner momentanen Lebensphase gehörig zu betrachten.

Erst das Annehmen des leidvollen Zustandes ermöglicht Veränderung und Bewegung im Denken und Handeln. Die Schmerzen anzunehmen bereitet den Boden, auf dem Neues wachsen kann. Die Schmerzen für sich anzunehmen macht frei und schafft ein Bollwerk gegen Verzweiflung und Verbitterung, genauso wie gegen innere Versteinerung und Blockierungen. Annehmen macht Veränderung und Wachstum erst möglich.

Annehmen heißt akzeptieren, dass die Schmerzen da sind, aber nicht, sie gut zu finden. *»Ich akzeptiere ihre Anwesenheit und ihren Einfluss und ihre Macht. Ich nehme sie an, aber ich verbeiße mich nicht in die Schmerzen, lehne mich nicht auf und fülle sie nicht mit noch mehr Bedeutung und Intensität.«*

Annehmen heißt Ja sagen zum Leben mit Schmerzen. Bedeutet, einzusehen, dass ein pures Auflehnen und dagegen Kämpfen Kraft kostet, nicht hilft und nichts verändert, sondern immer nur die eigene Begrenztheit, das Ausgeliefertsein und die Ohnmacht vor Augen führt.

Annehmen heißt auf sich hören, auf sich eingehen und sich ernst nehmen. Das bedeutet, auf die Schmerzen zu hören, ohne sich gedanklich bei ihnen niederzulassen. Annehmen heißt, dass man sie duldet und sich dennoch wünscht, dass sie bald verschwinden. Sie gehören im Moment zum Leben, mehr aber nicht. Man will sie nicht und braucht sie nicht. Man muss nicht leiden, um bescheidener oder dankbarer zu werden. Man muss ihnen auch keinen Sinn geben, nur um mit ihnen leben und sie aushalten zu können.

Annehmen kommt häufig als eine Sisyphusarbeit daher: Heute gut und zufrieden, morgen scheint alles wieder trostlos; heute zuversichtlich, morgen mut- und kraftlos, zweifelnd und zaudernd und sich zunehmend Fragen nach dem Warum stellen: *»Was soll das alles? Ein solches Leben hat doch keinen Sinn.«* Annehmen der Schmerzen und ihre Präsenz zu akzeptieren, hilft dem leidenden Menschen, die Wechselbäder seiner Gefühle zu verstehen, die auch mit der Unberechenbarkeit und Unkontrollierbarkeit der Schmerzen zu tun haben – und dies vor dem Hintergrund einer physischen und psychischen Dauerbelastung. Dem Körper ausgeliefert zu sein und sich nicht von den Schmerzen beherrschen zu lassen, sie zuzulassen und anzunehmen – das treibt einen häufig an die Grenzen der Belastbarkeit. Da ist man manchmal froh – auch dies gehört dazu –, dass es, sosehr man sich sonst dagegen wehrt, auch noch die Chemie und die Medizin gibt.

Annehmen bedeutet, dass ein persönlicher Umgang mit den Schmerzen auch heißt, immer wieder anzukämpfen gegen das Resignieren, gegen die Unzufriedenheit und die Lebensverdrossenheit, gegen den Groll, gegen das Schicksal und gegen ein Leben, das man so nie gewollt hat.

Annehmen ist ein Prozess, der viel Kraft und Geduld kostet: zu akzeptieren, immer Schmerzen zu haben; nie mehr schmerzfrei zu sein; nie mehr so leben zu können wie früher; nie mehr unbelastet und leicht durch das Leben gehen zu können. »Nie« und »nie mehr« sind dabei Wörter, die etwas beschreiben, womit man sich schwertut, es zu akzeptieren. Annehmen hat mit Ehrlichkeit und Echtheit zu tun und ist gerade dort so wichtig, wo sich Menschen damit besonders schwertun. Erst das Annehmen des Zustandes ermöglicht, dass eine Bereitschaft zur Veränderung entstehen kann. Erst, wenn der Mensch einsieht und erkennt, dass es ihm immer schlechter geht, kann er sich für eine Neuorientierung seines Lebens entscheiden.

Das konstruktive Selbstgespräch

Ein entscheidendes Thema und ein wesentlicher Baustein für einen konstruktiven Umgang mit Schmerzen ist der innere Dialog, ist das Bemühen, mit sich selbst ins Gespräch zu kommen und auf eine mitfühlende und achtsame Art mit sich zu sprechen.

Erst wenn der schmerzleidende Mensch sorgfältig und verständnisvoll mit sich zu sprechen beginnt, kann er zu neuen Einsichten und Lösungen kommen. Es braucht diesen inneren Dialog, sonst läuft alles wie bisher automatisch ab, ohne Einbezug der eigenen Person und ohne Chance auf eine Veränderung.

Ein konstruktives Selbstgespräch mit sich zu führen bedeutet, rücksichtsvoll, fürsorglich und verständnisvoll mit sich zu sprechen, auf sich zu hören, auf sich einzugehen und das Gehörte und Gefühlte ernst zu nehmen. Geduldig und wohlwollend zu werden mit sich, versöhnlich und weniger streng. Diese positive und verständnisvolle Art des Umgangs mit sich ist dem Menschen eine wichtige Hilfe und wertvolle Unterstützung auf dem Weg der Veränderung und Neufindung.

Das Selbstgespräch, bei dem es um den Menschen selbst geht, ist ein zentraler Aspekt für einen hilfreichen Umgang mit Schmerzen. Mit sich zu sprechen hilft, sich in einer konstruktiven Art auf sich hin auszurichten und aufzubauen. Sei es, indem man sich Verständnis entgegenbringt oder sich aufmuntert, den Kopf nicht hängen zu lassen, sei es, dass man über Gefühltes, Gedachtes oder Erfahrenes mit sich spricht, Lösungen sucht und um Entscheidungen ringt. Mit sich zu sprechen bedeutet auch, sich Zeit und Aufmerksamkeit zu geben und damit auch: Bedeutung und Wertschätzung.

Erst wenn der leidende Mensch fürsorglich und verständnisvoll mit sich zu sprechen beginnt, kann er zu neuen Lösungen und Entscheidungen kommen und erst dann ist auch der Paradigmenwechsel hin zu sich selbst in der zweiten Phase möglich. Im Selbstgespräch lassen sich Veränderungen durchspielen, bis sie stimmig und richtig scheinen. Selbstgespräche vereinfachen die Umsetzung von Einstellungen und Verhaltensweisen im Alltag. Sie reduzieren die Angst. Im Kopf neue Verhaltensweisen durchzuspielen, bis man sich sicher fühlt, erspart auch viele Enttäuschungen. Das Selbstgespräch ist ein wichtiger Schritt hin zu einem konstruktiven und empathischen Umgang mit sich, wenn er in der zweiten Phase des Schmerzempfindens konsequent angegangen wird.

Wir sind nicht immer gewohnt, mit uns selbst zu sprechen, vor allem nicht in freundlicher und mitfühlender Weise. Noch weniger sind wir gewohnt, unser eigener Motivator, verständnisvoller Zuhörer und geduldiger Gesprächspartner zu sein. Aber gerade wenn es uns nicht gut geht, ist der Schritt zu einem Gespräch mit einem Mitmenschen oder einer Fachperson manchmal schwierig und die Tendenz, sich stattdessen zurückzuziehen, ist besonders groß. Wer könnte sich in einem solchen Moment als Zuhörer und Gesprächspartner anbieten? Wem getraut man am ehesten seine Verzweiflung zu zeigen, auch zu klagen, zu jammern und sich zu bemitleiden, ohne Angst haben zu müssen, das Gesicht zu verlieren oder sich schämen zu müssen? Wem getraut man zu sagen:

»Jetzt mag ich nicht mehr, jetzt habe ich genug, der letzte Rest an Hoffnung und Kraft ist raus. Ich bin leer wie eine ausgepresste Zitrone. Ich will nicht mehr. Hört ihr, ihr könnt mich alle. Euretwegen nehme ich mich zu-

sammen, euretwegen habe ich nicht schon lange aufgegeben, euretwegen ertrage ich das alles und bin scheinbar so stark und bewundernswert. Ihr könnt mich, ich will nicht mehr!«

Wenn man leidet, wenn es einem schlecht geht, will man sich meist nicht zeigen. Man schämt sich und hat Angst, nicht verstanden oder mit tröstenden Worten bedacht zu werden. Scham und Angst vor Gesichtsverlust lassen einen schweigen, sich zurückziehen und alles mit sich selbst aushandeln. Der innere Dialog hilft, trotzdem in Beziehung zu bleiben, und ist nicht einfach nur eine Fluchtmöglichkeit, um das Gespräch mit anderen zu vermeiden. Im Gespräch mit sich selbst kann man herausfinden, wie viel man anderen sagen will, was mit ihnen besprechen und was nicht und welche Worte man dazu wählen will.

Der innere Dialog kann also immer auch ein erster Schritt hin zu den Mitmenschen sein, und das auf eine Art, die für einen selbst stimmig ist. Sicherer auftreten und sprechen zu können aus einer Situation der gefühlten Unterlegenheit verhindert, dass man sich zurückzieht und damit den Weg für offene Begegnungen verbaut. Wie sollen die anderen einen verstehen, wenn man nicht spricht, nur das sagt, was sie hören wollen, und das von sich herzeigt, was all die Ängste und Unsicherheiten bei einem selbst verdecken soll? Das macht einsam. Sich zurückzuziehen und zu schweigen, veranlasst auch andere häufig zum Rückzug, sei es, dass sie die leidende Person in ihrem Schweigen respektieren oder einfach nicht gewillt sind, dieses »Spiel« mit sich machen zu lassen.

Wer mit sich spricht, kann sich nicht verlieren. Wer mit sich spricht, fühlt sich häufig besser verstanden, als wenn er mit anderen spricht. Zudem ist es weniger anstrengend und man muss sich weniger zusammennehmen und aufpassen. Im Gespräch mit sich darf man sein, wie man ist, sich geben, wie einem zumute ist. Man fühlt sich nicht gedrängt, den anderen etwas vorzumachen. Offen und ohne Angst kann man bei sich verweilen, sei es, um Ruhe zu finden, seinen Gefühlen nachzuspüren, seinen Gedanken nachzuhängen oder zu sich selbst zu finden. Sich für sich öffnen und sich nichts vormachen, sondern sich beistehen und aufbauen.

Nicht aufbauend und hilfreich sind hingegen Formulierungen der folgenden Art: »Wie hast du das nur machen können …«, »Wie kann man nur so blöd sein …«, »Du wirst das nie lernen …«, »Du machst immer alles kaputt.«

Destruktiv sind ebenfalls absolute Formulierungen, wie: »Das wirst du *nie* lernen, du bleibst *immer* ein Versager, es wird *nie mehr* besser, du wirst *nie* so weit kommen, dass…«

Mit sich zu sprechen hilft, Ordnung in seinen Gedanken zu schaffen, hilft, klarer zu denken und Gedanken zu denken, die man vielleicht so nie äußern würde. Vor sich selbst braucht man sich nicht zu schämen und muss gar nicht erst versuchen, sich etwas vorzumachen. Im Gespräch mit sich kann man vorbehaltlos ehrlich sein, ohne Angst haben zu müssen, das Gesicht zu verlieren. Das Selbstgespräch verhilft zu mehr Ruhe und Gelassenheit. Es ist wie eine Insel, auf der man man selbst sein kann. Man muss sich nicht rechtfertigen oder verteidigen, muss nichts beschönigen und sich nicht verstellen.

Das Selbstgespräch ist nur dann hilfreich, wenn es nicht in einem verurteilenden, abwertenden oder fordernden und ungeduldigen Ton geschieht, sondern im Bemühen um einen wertschätzenden und wohlmeinenden Umgang mit sich. Sich Verständnis entgegenzubringen und liebevoll mit sich umzugehen ist Balsam für die Seele: Der Mensch spürt sehr wohl, wenn die Art, wie er mit sich spricht, ihm guttut, ihn aufbaut und Kraft und Mut gibt, oder ihn andererseits verwirrt, runterzieht und ängstigt. Auf sich zu hören und sich ernst zu nehmen verhindert auch, dass man im Gespräch mit sich zu viel von sich fordert, sich unter Druck setzt, und das im Bemühen, eigentlich Gutes für sich zu tun.

Gespräch mit Frau B.

Frau B. lebt seit etwa 15 Jahren mit ihren Schmerzen. Sie begannen im Alter von etwa 65 Jahren in den Knien und den Gelenken. Diagnostiziert wurden Arthrose und der Beginn rheumatischer Beschwerden. Bald hatte sie kaum mehr die Kraft, sich allein von einem Stuhl zu erheben. Es gelang ihr nicht mehr, sich selbstständig anzuziehen oder zu pflegen. Sie ermüdete sehr schnell, und Probleme mit den Augen verstärkten die Unsicherheit bei allem, was sie unternahm. Lesen würde sie sehr gern, aber es geht nicht mehr und auch fernsehen nur noch begrenzt. Die Schmerzen haben sukzessive zugenommen, sind immer stärker und regelmäßiger geworden, sodass es kaum noch schmerzfreie Momente für sie gibt. Der Arzt sagte ihr, dass sie mit den Schmerzen leben müsse, dass nichts mehr zu machen sei.

Frau B., Sie führen ein Leben mit Schmerzen. Was macht Ihnen dabei besonders zu schaffen?
»Die dauernde Erfahrung der Grenzen: Dies geht nicht mehr, jenes geht nicht mehr. Ich will nichts riskieren, muss vorsichtig sein, denn wenn

etwas geschieht, dann droht noch mehr Abhängigkeit, eventuell muss ich ins Heim, bin ganz auf andere angewiesen ...

Unsicherheit in allem, was ich mache. Ich bin in meiner Freiheit und in meinen Kontakten eingeschränkt. Schmerzen schränken mich auch in meiner Spontaneität ein. Ich muss immer überlegen, mich befragen, was geht, was nicht geht. Die Selbstverständlichkeit in allem ist weg, alles ist anders, schwieriger, belastender, gefährlicher.

Immer wieder stehe ich vor neuen Situationen. Ich kann mich nicht auf mich verlassen, kann nicht vorausplanen, vielleicht geht es ja dann nicht, und das kann ich anderen Menschen nicht zumuten.

Ich fühle mich überall gebremst, nicht frei und unbelastet.«

Was ist für Sie besonders schwierig in Ihrem Alltag?
»Das Gefühl, immer ein Klotz am Bein zu sein; angebunden sein, sich wie im Gefängnis fühlen; nie frei und unbeschwert, nicht spontan handeln können; sehr empfindlich geworden zu sein; immer erschöpft zu sein, immer schnell am Ende und verletzlicher; Wünsche zu haben im Augenblick und gleichzeitig zu wissen, dass es nicht geht; sich wegen der ständigen Müdigkeit nur schlecht mit etwas ablenken zu können; ich ermüde schnell beim Fernsehen und beim Lesen, beim Telefonieren; immer die Erfahrung machen zu müssen von ›kann nicht, geht nicht, darf nicht‹; wenn ich mich mit früher vergleiche, dann geht es mir viel, viel schlechter, dann werde ich unzufrieden; wollen und nicht können, das ist mein Leben; nicht mehr allein aus dem Haus gehen zu können, tut schon weh.

Vieles geht nicht mehr, eines nach dem anderen geht zurück, ist nicht mehr möglich. Alles wird enger und weniger; dass ich mich so bewusst anstrengen muss, um gedanklich nicht bei dem zu bleiben, was nicht geht, denn sonst wäre ich nur noch unglücklicher; immer wieder das Gefühl zu haben: ›Ich mag nicht mehr, ich will nicht mehr.‹ Dann muss ich stark sein, mich aufraffen und mich zusammennehmen.«

Was sind die negativen Erfahrungen mit den Schmerzen im Alltag?
»Die Abhängigkeit und das Angewiesen sein auf andere. In der Schuld zu stehen bei anderen Menschen. Ich bin dankbar – aber auch dankbar sein zu müssen, das ist die andere Seite.

Die Einseitigkeit der Hilfe, die Einseitigkeit der Beziehung. Ich kann so wenig geben. Ich bin immer in der Rolle der Nehmenden, der Schwachen, der man helfen muss. Ich fühle mich in dieser Rolle gefangen, auch wenn ich mich dagegen wehren möchte.

Ich bin die Nehmende, die Schwache, Angewiesene, Hilfsbedürftige, Komplizierte, Schwierige, Mühsame und Langsame: Da komme ich nicht mehr raus. Ich bin auf Hilfe angewiesen. Ohne Hilfe würde es gar nicht mehr gehen. Das verlangt auch Demut.

Es wird mir mehr reingeredet, und ich kann nicht viel dagegen sagen. Sie meinen es ja gut, sie wollen nur das Beste und ich kann mir einen Streit gar nicht leisten. Ich muss viel mehr nachgeben, als mir lieb ist.«

Wie leben Sie mit den Schmerzen?
»Ich versuche, mich nicht unterkriegen zu lassen, mich nicht von den Schmerzen bestimmen zu lassen, mein Leben nicht zu sehr von ihnen abhängig zu machen.

Wichtig für mich ist, Ja zu sagen zum Leben mit den Schmerzen. Es ist jetzt so, und so ist jetzt mein Leben. Ich müsste akzeptieren, dass nicht alles gelingt und dass ich nicht immer positiv gestimmt bin. Manchmal habe ich sehr Mühe mit dem Leben und den Einschränkungen. Ich möchte noch besser meine innerlichen Ausbrüche annehmen können, meinen Ärger und meine Angst.

Was mir dabei hilft: Ich ertrage mich nicht oder nur schlecht, wenn ich unzufrieden und gehässig bin. Also bin ich dann schnell wieder besser drauf. Ich bin oft ungeduldig mit mir, erwarte zu viel von mir und bin dann enttäuscht.

Häufig geht es mir schlecht. Wenn ich es akzeptieren kann, wie es mir geht, geduldig bin und verständnisvoll, dann geht es mir gut, dann bin ich zufrieden, dann ist alles leichter. Dass ich nicht immer gut drauf bin, gehört zu mir und zu meinem Leben, aber da tue ich mich schwer. Mit Fernsehen und Radio probiere ich mich abzulenken und die Schmerzen zu vergessen. Auch die Telefonate mit der Familie geben mir viel.

Annehmen, dass die Schmerzen zu meinem Leben gehören, dass ich nichts daran ändern kann. Mich hineinfügen, ins Unabänderliche. Auflehnen nützt nichts, braucht nur Kraft und bringt nichts

Alleinsein hilft mir: Ich bin gerne allein und kann es gut mit mir aushalten. Ich kann machen, was ich will, muss mich nicht zusammennehmen, kann meinen Rhythmus leben. Niemand redet mir drein, ich muss mich nicht nach den anderen richten, kann tun und lassen, was ich will, und muss nicht Rücksicht nehmen.

Ich kann eher Nein sagen, bin entschuldigt und kann mich zurückziehen. Nein sagen macht es mir einfacher.

Ich mache gute Erfahrungen mit Menschen. Sie sind hilfsbereit, nett und aufmerksam. Vor allem jüngere Männer sind äußerst hilfsbereit:

›Können wir etwas für Sie tun, kann ich Ihnen helfen oder etwas abnehmen?‹«

Wie entwickeln sich die Schmerzen und was macht das mit Ihnen?
»*Es gibt nur noch eine Richtung: massiver, intensiver, schmerzhafter mit noch größeren Einschränkungen.*

Ich bin bedeutend weniger belastbar, komme nervlich viel schneller an meine Grenzen, bin ungeduldiger; mehr mit mir selbst beschäftigt; viel unfreier, eingeschränkter, abhängiger und ausgelieferter; in allem unsicherer.«

Haben die Schmerzen bei Ihnen auch etwas Positives bewirkt? Haben Sie Wünsche?
»*Ich bin ruhiger geworden und stiller, nachdenklicher, dankbarer für alles, was noch geht. Ich kann mich nicht immer annehmen, so wie ich jetzt bin und lebe: Ich möchte mehr unternehmen, häufiger Menschen treffen, sozialer leben, mehr außer Haus gehen. Ich wäre auch gern mehr initiativ, aktiver. Ich wäre gern spontaner – jetzt ist überall eine Bremse drin.*«

Was möchten Sie noch besser machen können?
»*Noch mehr das Leben, so wie es jetzt ist, annehmen, überzeugter Ja sagen können, das wäre wichtig, dann würde es mir besser gehen.*

Es sind nicht primär die Schmerzen, die mein Leben und meinen Alltag beeinflussen, sondern wie sehr es mir gelingt, sie anzunehmen, sie als mein Leben zu sehen, als etwas, was nicht mehr anders wird. Wenn es mir gelingt, Ja sagen zu können zu meinem Leben mit den Schmerzen und den Einschränkungen und der Müdigkeit, dann fühle ich mich besser, dann kann ich mich mehr anderem zuwenden, dann kann ich mich leichter ablenken, und dann mag ich mich auch selbst lieber.

Dann bin ich auch zuversichtlicher und das hilft mir sehr. Ist nicht so einfach, zuversichtlich zu sein, aber wenn es gelingt, dann geht es mir viel, viel besser.

Mit Tabletten ist alles erträglicher. Aber ich will nicht immer Tabletten schlucken.

Wenn mich die Mitmenschen verstehen, dann geht es mir auch besser.

Ja sagen zum Leben: Muss mir immer wieder zureden, sei zufrieden, anderen geht es schlechter. Das ist nicht einfach. Noch schwieriger ist es aber, Ja zu sagen, wenn es mal wieder schlechter geht. Da muss ich mir schon sehr gut zureden: ›*Es kann nicht immer gut gehen, das gehört dazu, das gehört zu deinem Leben, das ist jetzt so, das wird auch wieder besser, das gehört auch dazu.‹ Da muss ich aufpassen, dass ich mich nicht gehen lasse und den Mut und die Zuversicht nicht verliere.*

Ums Jasagen geht es, auch wenn es so schwierig ist. Ich merke immer wieder, wenn etwas gelingt, dass es mir dann besser geht: Auch Ja sagen dazu, dass das Jasagen schwierig ist und es falsch ist, sich Vorwürfe zu machen und zu streng mit sich zu sein. Das heißt auch, gelassener werden. Es ist so, wie es ist. Nicht nachfragen, weshalb geht es nicht, gestern ist es doch so gut gegangen, und sich keine Vorwürfe machen.

Es gehört zu meinem Leben, dass es mir nicht immer gut geht und dass es mir nicht immer gelingt, zuversichtlich zu bleiben. Ich möchte mich mehr an etwas freuen können und mir etwas gönnen, ein Eis oder ein Stück Schokolade. Liebevoller mit sich sein und ehrlich, dazu stehen, wenn etwas nicht gelingt.

Möglichst viel selbst machen. Möglichst viel allein versuchen, das gibt Sicherheit und Bestätigung; dann bin ich unabhängiger und freier, und das ist gut für das Selbstwertgefühl. Möglichst viel selbst machen ist auch ein Mittel, um die anderen weniger zu belasten und damit zu vermeiden, dass sie einem reinreden; dann muss man auch nicht immer dankbar sein.«

Was sagen Sie sich immer wieder? Was ist für Sie wichtig?
»Den anderen nicht zur Last fallen: Vieles verheimlichen, nicht sagen, wie es geht und was man will, nicht böse oder aggressiv oder vorwurfsvoll sein, ich bin ja abhängig, auf die anderen angewiesen und kann es mir nicht leisten, sie zu verärgern. Diese Rolle spielen macht einsam und kostet viel Kraft. Darum bin ich häufig gern allein, dann kann ich ich selbst sein.

Nicht zu viel fordern, keine Extrawünsche, mich den anderen anpassen.

An erster Stelle Ja sagen zum gegenwärtigen Leben. Dazu gehört bei allem Leiden Dankbarkeit, dass man lebt und so ein Leben hat, wie man es hat.

Wichtig ist, was man hat und ist, und sich abfinden mit dem, was man nicht hat. Nichts anderes wollen, nicht tauschen wollen und sich nicht mit früher oder mit anderen vergleichen wollen.

Ich habe von den Eltern so vieles mitbekommen. Meine Eltern waren immer und sind auch heute noch meine großen Vorbilder. Die Eltern lebten die Grundwerte selbst. Das Positive sehen und nicht am Negativen hängen bleiben. Das Negative macht mich unglücklich und unzufrieden und nimmt mir ganz, ganz viel Kraft. Es ist eine Frage der Einstellung. Es immer wieder versuchen.«

Der Glaube scheint für Sie sehr wichtig zu sein?
»Was mir hilft, ist die Religion. Jesus trägt mit, ihm kann ich mich anvertrauen, das Schwere abgeben. Auch er hat gelitten, er hilft und ihm kann ich das Schwere übergeben.

Ich war immer froh, wenn ich etwas Schwieriges, so etwas Schwieriges, wie die Schmerzen es sind, an eine höhere Macht abgeben konnte.

Jesus hat auch gelitten und ich sage mir dann immer wieder: ›Du musst zufrieden sein.‹ Ja sagen zum Leben, so wie es ist. Im Vertrauen auf Gott Ja sagen, dass er das so geschaffen und gelenkt hat. Der Glaube hilft mir sehr, der Glaube trägt. Ich komme immer weiter weg vom strafenden Gott. Mein jetziges Gottesbild: ein lieber Gott, der liebt und nicht bestraft.

Beten hilft, beten mit den Menschen im Fernsehen: Nicht so allein sein, sich verbunden fühlen, miteinander beten, mit anderen das Gebet und den Glauben teilen, an anderes denken, als wenn ich allein bin. Für andere zu beten heißt, für etwas und jemandem noch nützlich sein, etwas für andere tun können, gedanklich bei anderen sein, gebraucht zu werden.

Mit der Zufriedenheit geht das nicht so leicht. Muss immer wieder darum kämpfen. Es geht immer darum, eine positive Einstellung zu finden. Das heißt, immer wieder einen Sinn zu sehen, auch im Leiden. Selbst wenn ich manches nicht verstehe und keinen Sinn sehen kann, gibt es einen, Gott hat uns das vorgelebt; immer wieder Gott vertrauen; das Schwere übergeben, überlassen.

Ich habe von einem Kapuzinermönch viel gelernt und mitbekommen: Das Positive zu sehen, das immer wieder zu versuchen und Gott zu vertrauen. Er lenkt und er leitet.

Das Positive zu sehen ist eine Arbeit, geschieht nicht von selbst. Positiv sehen und sich nichts vormachen, eingestehen, dass ich Mühe habe, zweifle und das auch übergeben. Mir hilft das Wissen, dass Gott mir hilft. Er hilft mir, er ist stärker als die Schmerzen.«

4. Phase 1: Der Schmerz steht im Mittelpunkt

Bis der betroffene Mensch in die erste Phase der chronischen Schmerzentwicklung kommt – und in der Regel noch lange Zeit danach –, steckt er in einer Geschichte mit verschiedensten medizinischen und chirurgischen Maßnahmen und erfolgreichen wie erfolglosen Therapieversuchen. Für die meisten Menschen in dieser Phase nehmen Medizin und alternative Therapieformen einen wichtigen Platz ein. Für sie ist die Meinung des Arztes bzw. der Ärztin maßgebend. Was diese sagen, gilt.

Und es geht weiterhin nur um die Schmerzen, wie man sie verringern oder gar eliminieren kann. Die ganze Aufmerksamkeit ist auf die Schmerzen gerichtet, alles dreht sich um sie. Sie sind dominant und bestimmen zu einem großen Teil das Denken und Handeln des betroffenen Menschen und leider auch das der behandelnden Ärzte. Auch sie sind häufig gefangen in diesem System, das die Schmerzen wichtiger nimmt als die Menschen.

Drei verschiedene Umgangsarten mit den Schmerzen

Viele Menschen finden zunächst für sich eine Art und Weise, mit den Schmerzen umzugehen, und damit auch zu einer gewissen Zufriedenheit und Lebensqualität. Sie wollen ein möglichst normales Leben führen und den Schmerzen nicht zu viel Raum und Einfluss geben. Manche wiederum schaffen es bei allem Bemühen nicht. Es gibt andere, die immer wieder das Beste aus der Situation zu machen versuchen, um sich von den Schmerzen nicht unterkriegen zu lassen. Wieder andere hängen verzweifelt an den Lippen selbst ernannter Wunderheiler in der Hoffnung, durch sie von ihren Schmerzen erlöst zu werden. Die meisten jedoch halten sich an das, was ihnen die Fachleute sagen. Nicht wenige Menschen gibt es auch, die gar nicht erst nach einem Weg suchen wollen und sich stattdessen einfach gehen lassen. Andere wollen ihn bewusst gehen, wollen dem Gefängnis des Leidens entfliehen, solange sie noch die Kraft und den Willen dazu haben.

Es ist nicht übertrieben zu behaupten, dass so viele Wege im Umgang mit Schmerzen existieren, wie es Menschen gibt. Jeder Mensch reagiert anders auf belastende und traumatisierende Zustände, wie es chronische Schmerzen sind; defensiv die einen, aktiv verändernd oder nur überspielend die anderen. Die meisten Formen des Umgangs mit Schmerzen spiegeln den Charakter und das Temperament der Betroffenen und deren Lebensstil wider: Die einen gehen sachlich mit ihrem Zustand um, während andere sich und den Nächsten etwas vormachen. Auch Zuversicht oder eine eher negative Sichtweise bringen die Menschen schon mit. Sie sind tapfer oder wehleidig, aktiv oder passiv, impulsiv oder eher zurückhaltend vorsichtig.

Jeder Mensch betrachtet seine Schmerzen anders: als Strafe oder Herausforderung die einen, als Ohnmacht, sich und den Körper nicht unter Kontrolle zu haben, zu versagen und der Situation nicht gewachsen zu sein, die anderen.

Viele schämen sich und ziehen sich zurück. Für sie bedeuten die Schmerzen Demütigung und Erniedrigung. Andere wiederum holen sich mit den Schmerzen Zuwendung und Anerkennung.

So, wie manche Menschen an den Schmerzen wachsen und ihren Weg finden können, gibt es andere, die verzweifeln und nicht mehr weiterkommen. Für sie bricht alles zusammen und das Leben verliert seinen Sinn.

Solche und viele andere Faktoren entscheiden darüber, wie ein Mensch mit Schmerzen umgeht und wie lange er braucht, zu einer neuen Einstellung und Haltung ihnen gegenüber zu gelangen. Ganz entscheidend für den Umgang des betroffenen Menschen mit seinen chronischen Schmerzen ist auch sein Umgang mit Angst und Unsicherheit, seine Schmerzresistenz oder Empfindlichkeit. Prägend sind ebenfalls frühere Schmerzerfahrungen, Traumata und nicht zuletzt die mit Ärzten und medizinischer Betreuung gemachten Erfahrungen. Eine wichtige Rolle im Umgang mit Schmerzen spielt auch die Resilienz eines Menschen, das heißt seine psychische Widerstandskraft oder Widerstandsfähigkeit, schwierige und belastende Situationen zu bewältigen und an Krisen und Stress zu wachsen.

Wie Menschen mit chronischen Schmerzen umgehen, lässt sich – ausgehend von den Extremformen – grob in drei Kategorien einteilen:

Auf der einen Seite des Spektrums stehen diejenigen, die sich gegen die Schmerzen auflehnen und die ihren Kampf gegen den Schmerz zu ihrer Lebensaufgabe machen. Diese Menschen sind nicht bereit, ihre Schmerzen einfach hinzunehmen. Sie entwickeln vielfältige Aktivitäten, um der Schmerzsituation zu entfliehen. Sie tun alles, um die Schmerzen zu lindern, um ein besseres Leben zu erreichen, was für sie nichts anderes bedeutet als ein Leben mit möglichst wenig Schmerzen und mit möglichst geringen Einschränkungen. Es ist der Versuch, möglichst unbehindert und unbelastet ihr bisheriges Leben fortzusetzen oder es schon bald wieder aufnehmen zu können.

Menschen, die auf diese Weise nicht klein beigeben wollen, sind nicht bereit, sich dem Diktat der Schmerzen zu unterwerfen. Schmerzen fordern sie heraus, deren Einfluss auf ihr Leben möglichst zu reduzieren. Diese Menschen sind nicht bereit, im Schmerzmodus zu verharren oder in eine Opferrolle zu verfallen. Sie wollen leben und tun auch alles dafür. Sie gehen regelmäßig zum Arzt, halten sich strikt an seine Anweisungen, leben möglichst gesund, machen Sport, essen vernünftig und machen alles, was man in einer solchen Situation machen kann. Sie suchen im Internet nach alternativen Heilmethoden, nach Heil- und Entspannungstherapien aller Art. Sie wissen, welche Teesorten die besten sind, welche Übungen man macht und welche Gedanken man haben sollte. Etwas tun zu können, aktiv zu werden und die Schmerzen nicht einfach nur hinzunehmen, ist ein entscheidender Schritt auf dem Weg, sich selbst mehr und den Schmerzen weniger Bedeutung zu geben.

Es geht darum, sich selbst in den Blick zu nehmen und sich für sich selbst zu entscheiden. Mehr auf sich zu schauen und Verantwortung für sich zu übernehmen, setzt einen Prozess in Gang, der motiviert, Kräfte mobilisiert und zu mehr Lebensqualität und Zufriedenheit führt. Den Schmerzen auf diese Weise weniger Raum zu geben, bedeutet nichts anderes, als sich nicht an diese zu verlieren. Es bedeutet auch zu verhindern, dass man die Selbstachtung verliert und untergeht im Schmerz und im Elend des Leidens.

Auf der anderen Seite dieses Spektrums steht ein fatalistisches sich dem Schicksal Fügen und Hinnehmen, was ist und was kommt, nach dem Motto: *»Was kann ich schon machen, es liegt eh nicht in meiner Hand und erreichen tue ich so oder so nichts.«* Diese Menschen sind überzeugt, gegen die Schmerzen nichts ausrichten zu können und dass das Leben erst wieder lebenswert wird, wenn die Schmerzen verschwinden. Die Schmerzen sind gegeben, und da können weder der eigene Wille noch sonst etwas ausrichten, außer der Arzt und die von ihm verordneten Medikamente.

Sie sehen sich als Opfer der Schmerzen, als die Leidtragenden, die hilflos und wehrlos den Schmerzen ausgeliefert sind. Sie sind die Armen, denen so etwas Schlimmes passiert: *»Warum passiert nur immer mir so etwas Schreckliches?«* Dass auch sie in irgendeiner Weise gefragt sein könnten – ja vielleicht sogar einen Einfluss haben könnten auf die Schmerzen –, liegt außerhalb ihres Vorstellungsvermögens. – Im Gegensatz zu den Menschen, die versuchen, einen Weg und Umgang mit den Schmerzen zu finden. Diese versuchen, die Schmerzen anzunehmen, indem sie ihnen einen Sinn geben, um sie nicht nur als Bedrohung zu erfahren und nicht von ihnen und den Ängsten gelähmt zu werden. Es besteht ein Unterschied zwischen *an*nehmen und *hin*nehmen. Wer sich als Opfer der Schmerzen sieht, bemitleidet sich und liefert sich ihnen aus. Ob die Schmerzen stärker oder schwächer werden, hat nichts mit ihm zu tun. Dafür sind andere zuständig, Spezialisten, die ausgebildet sind und dafür bezahlt werden.

Bei dieser Form des Umgangs besteht die Gefahr, dass der betroffene Mensch alles tut, um Schmerzen zu vermeiden. Nicht »Was will ich?« ist seine Frage, sondern: »Was lässt sich unternehmen, um Schmerzen zu verhindern?« Mit zunehmender Passivität aber werden die Schmerzen stärker und nicht schwächer, wie der leidende Mensch hofft. Eine solche Extremform, sich aufzugeben und dem Leiden hinzugeben, hat verschiedene Gesichter. Sie ist aber immer Ausdruck der Einschätzung, nichts gegen das Leiden tun zu können, sowieso unterlegen zu sein und auf keinen Fall selbst etwas zur Verbesserung der eigenen Lebenssituation beitragen zu können.

Nicht selten besteht die Hauptbeschäftigung darin, den eigenen Zustand zu bedauern und zu beweinen, Opfer zu sein und nicht zu wissen, wie man das verdient hat, und im besten Fall im Hoffen, dass alles glimpflich vorbeigeht. Diese Art der Problemlösung verhilft dem betreffenden Menschen anfänglich zu vielen Mitleidsbekundungen. Aber das hält nicht lange an und die anderen Menschen ziehen sich zurück, ermüdet vom ewig gleichen Selbstmitleid und Jammern der leidenden Person. Diese tut nichts für sich selbst, es bleibt alles beim Alten – und das ertragen die Mitmenschen auf die Dauer nicht. »Hör endlich auf und unternimm etwas«, getrauen sie sich ihr nicht zu sagen. Aber immer nur zu hören, wie schlecht es ihr geht und wie wenig die Ärzte tun und wie wirkungslos die Medikamente sind, ermüdet, nervt und stößt ab. Man kann und will das auf die Dauer nicht mehr hören.

Neben den beiden beschriebenen Extremformen des Umgangs mit Schmerzen gibt es eine, die keinem dieser beiden Pole zugeschrieben werden kann und wahrscheinlich die Form ist, die von den meisten Menschen gelebt wird. Solche Menschen versuchen, mit ihren Schmerzen zu leben. Sie arrangieren sich. Es gibt für sie kein Kämpfen und sich Auflehnen, aber auch kein Aufgeben und sich dem Schmerz Hingeben. Auch mit Schmerzen versuchen sie, möglichst ohne Murren oder Jammern ihr Leben weiterzuführen. Man hat die Schmerzen, man hat auch die verschiedensten Einschränkungen, die es einem immer wieder schwer machen, das Leben anzunehmen. Aber man versucht es stets von Neuem nach der Devise, bloß nicht aufgeben, bloß über die Runden kommen und sich immer vor Augen halten, dass es nur wieder besser werden kann und eines Tages auch alles wieder besser wird.

Diese Menschen hoffen, dass es sich lohnt, auszuharren und stark zu bleiben. Nicht selten hilft der Glaube oder die Überzeugung, dem jetzigen Leben einen Sinn zu geben. Wenn man Tätigkeitswörter benützen möchte, die diese Form des Umgangs am treffendsten beschreiben, dann sind es die folgenden:

Aushalten – aufrechterhalten – einhalten – mithalten – durchhalten – standhalten – zusammenhalten.

Weitere Wege, mit den Schmerzen umzugehen

Eine weitere Art und Weise, die eng mit dem Annehmen der Schmerzen zu tun zu haben scheint, besteht darin, sich ihnen anzupassen, das zu machen, was sie (noch) zulassen und vorgeben. Diese Form des Umgangs, auf die Schmerzen zu schauen und sich nach ihnen zu richten, bedeutet aber nichts anderes, als von der Hand in den Mund zu leben, nicht mehr zu wissen, wer man ist, was für einen stimmt und was man selbst will. Der betreffende Mensch ist dann wie ein führerloses Boot, das ziellos im Meer treibt.

Sich nach den Schmerzen zu richten heißt auch, die Verantwortung abzugeben und den Schmerzen zu überlassen. Auf die Schmerzen ausgerichtet zu sein bedeutet, sich abhängig zu machen von ihnen, am Gängelband der Schmerzen zu leben: sich nicht mehr auf sich selbst zu verlassen und nicht mehr auf sich zu hören; Verantwortung für das eigene und persönliche Leben abzugeben; kein Eigenleben mehr und keinen roten Faden mehr im Leben zu haben und auch für andere nicht mehr fassbar und verbindlich zu sein. Es gibt nicht mehr mein Leben, meine Persönlichkeit, sondern nur mein auf den jeweiligen Augenblick, das heißt auf den gegebenen Schmerzzustand, ausgerichtetes Verhalten.

Dass Menschen es so weit kommen lassen, ist mehr als verständlich. Schmerzen sind grausam, sie zerstören so vieles und sie lähmen, zermürben und können einen Menschen an den Rand seiner Kräfte bringen und ihn verzweifeln lassen. Einige resignieren und hoffen umso mehr auf die Chemie und die Fortschritte der Medizin. Sie geben ihre Verantwortung ab und erhoffen sich so, mehr zur Ruhe zu kommen.

Warten, bis die Schmerzen endlich vorbeigehen, ist eine weitere Form des Umgangs mit den Schmerzen. In dieser Zeit lebt der betreffende Mensch nicht. Er wartet und hofft auf eine gute und schmerzfreie Zeit. Er wartet, bis er wieder Kraft hat und sein bisheriges Leben wieder aufnehmen kann. Es gibt keinen Lernprozess, keine Veränderung, sondern nur ein Warten. Die Enttäuschung ist meist riesengroß, wenn kaum eine Besserung eintritt und man nicht umhinkommt, für sich einen anderen Umgang und eine alternative Einstellung zu den Schmerzen zu finden.

Das Warten auf wirksamere Medikamente lohnt schon, aber nur, wenn man es in der Zwischenzeit in Angriff genommen hat, auf sich zu schauen und Verantwortung für das eigene Leben zu übernehmen. Vielfach ist das Warten aber nur ein Aussitzen und Ausharren. Es ist auch deshalb kein weiterführender Weg, weil es sehr viel Kraft kostet, nichts zu tun. Es kostet Kraft und viel Geduld, die Schmerzen auszuhalten, nicht zuletzt deshalb, weil die Unruhe und Verzweiflung immer größer werden, sodass man sich bald von innen heraus gezwungen sieht, etwas zu unternehmen. Und zudem ist ein Warten anfänglich immer ein Warten auf Schmerzfreiheit und auf ein Leben wie vorher und früher. Damit ist es auf die Vergangenheit ausgerichtet oder auf die Zukunft und findet nie im Hier und Jetzt statt. Schmerzfreiheit zu erreichen erweist sich mit der Zeit aber als immer illusorischer.

Warten auf Besserung, sich abzustützen auf die Medikamente, die Therapien und Fachleute und sich selbst zurückzunehmen und wartend und hoffend auf ein gutes Ende die Tage zu verbringen, hat nicht einfach nur mit Passivität der jeweiligen Menschen zu tun. Es gibt nämlich nicht wenige Menschen, die aus einer Medizingläubigkeit heraus aufgegeben haben, selbstständig zu denken und selbst aktiv zu werden. Vielleicht haben sie auch nicht die besten Erfahrungen gemacht, wenn sie zu selbstsicher und kritisch den Ärzten oder Ärztinnen begegnet sind, unter denen es nicht wenige gibt, die es nicht unbedingt gern sehen, wenn ihre Patienten zu viel denken und fragen – obwohl doch alle vom »mündigen Patienten« sprechen. Vielleicht haben die Betroffenen einfach nur aufgegeben, etwas selbstständig zu unternehmen, weil sie bei ihren behandelnden Ärzten immer nur ein müdes Lächeln provozierten, wenn sie ihnen erzählt haben, dass sie jetzt dieses oder jenes aus der Anthroposophie, der Esoterik oder sonst irgendeiner alternativen Methode ausprobiert haben.

Viele Menschen sind aus der akuten Schmerzphase heraus erschöpft oder ernüchtert oder haben resigniert. So vieles haben sie versucht, so sehr haben sie geglaubt, dass alles besser wird. All ihre Bemühungen haben nichts gefruchtet. Jetzt sind sie ratlos und hoffen einfach, dass es einmal besser wird. Häufig sind sie auch frustriert und enttäuscht, weil sie zu optimistisch oder zu gutgläubig alles aufgesogen haben, was Hilfe und Schmerzfreiheit versprach.

Man kann auch so tun, als würde es die Schmerzen nicht geben. Man ignoriert und übergeht sie und schenkt ihnen keine Beachtung. Das ist eine andere mögliche Form des Umgangs. Diese Form scheint die einfachste zu sein, ist sie aber nicht. Sie verlangt einen hohen Krafteinsatz, nämlich über die Schmerzen hinwegzusehen und sich bewusst etwas anderem zuzuwenden. Irgendwann einmal aber reicht die Kraft nicht mehr aus. Dann zeigt sich in aller Deutlichkeit, dass diese Strategie nicht ausreicht, einen stabilen Zustand wiederherzustellen. Entweder versucht man dann eine neue Form des Umgangs, die mehr Erfolg verspricht, oder resigniert und lässt sich einfach treiben.

Hinnehmen, wie man alles im Leben hingenommen hat, bestimmt eine weitere Form des Umgangs mit Schmerzen in der ersten Schmerzphase. Dass jemand so mit den Schmerzen lebt, hat häufig damit zu tun, dass man sich nichts zutraut, man sich nicht für sich selbst verantwortlich fühlt oder noch nie bereit war, für irgendetwas Verantwortung zu tragen.

Hinnehmen zeigt sich in den verschiedensten Formen: aufgeben, bevor man sich überhaupt erst mit etwas auseinandergesetzt oder sich einer Aufgabe gestellt hat. Sich von fatalistischen Gedanken und Überzeugungen leiten lassen: Das Schicksal macht ohnehin, was es will, oder es ist sowieso schon vorbestimmt, was mit einem passiert. Die Ärzte sollen es richten, an ihnen liegt es. Sie wissen, wie es weitergeht und was überhaupt möglich ist. Sie sind dafür da.

Die Verantwortung für ein besseres Leben den Therapien, Ärzten und Medikamenten zu überlassen, kommt einem Resignieren und Kapitulieren gleich. Man verliert sich. Man hört auf, selbst zu wollen und auf etwas hinzuleben. Mit der Zeit wird man zunehmend apathisch und die Schmerzen nehmen zu, wie auch die Ängste. Es ist ein Niedergang auf der ganzen Linie. Man ist im Gefängnis des Leidens gefangen. Man hat sich selbst eingewiesen und eingeschlossen. Was um einen herum geschieht, nimmt man nur noch fragmentarisch wahr und versinkt im Elend der Schmerzen und der Angst. Das Leben ist nur noch Schmerz, etwas anderes gibt es nicht mehr, weder gedanklich noch emotional.

Eine andere Weise, mit den Schmerzen umzugehen und mit ihnen zu leben, betrifft vor allem die Menschen, die stark mit ihrem Glauben an Gott verbunden sind und ihr Leben danach ausrichten: *»Es liegt alles in Gottes Hand. Ich lege mein Leben und damit auch meine Schmerzen in seine Hände. An mir liegt es nicht, wie es weitergeht, er sorgt sich um mich. Bei ihm bin ich aufgehoben. Ich kann und will ihm vertrauen, weil nur er weiß, wozu das Leiden dient.«*

Das waren die bereits zitierten Worte einer gläubigen Klientin, die mit diversen Altersbeschwerden und chronischen Schmerzen sich nur mühsam über die Tage hinweghilft.

Mit dem Glauben an Gott ist aber keineswegs verbunden, dass diese Menschen nur die Hände in den Schoß legen und Gott machen lassen. Auch wenn sie mithilfe Gottes ihr Leben zu gestalten versuchen, fühlen sie sich aufgerufen, Verantwortung zu übernehmen und ihr Möglichstes zu einem guten Umgang mit den Schmerzen beizutragen.

Die Zeit vergeht und die Schmerzen bleiben. So viele Hochs und Tiefs hat man durchgestanden, ohne dass sich viel verändert hat. Von chronisch spricht man noch nicht. Aber im Hinterkopf kreisen bereits solche Gedanken. *»Was, wenn es nicht besser wird? Wenn ich mit den Schmerzen leben muss, und zwar mein ganzes Leben?«* Die Betroffenen sehen ihre ganzen Pläne und ihre Zukunft in Gefahr. So viel hat man gehofft und gemacht, und so wenig hat man erreicht. Aufwand und Ertrag stimmen nicht überein. Die Rechnung geht nicht auf. Ja, so kann es nicht weitergehen. Etwas muss sich ändern, und es kann sich etwas ändern.

Man kann aus der Rolle des oder der von den Schmerzen Abhängigen austreten. Man kann die Weichen neu stellen, das Leben verändern und wieder in die eigenen Hände nehmen, wenn man merkt, dass man gar nicht mehr richtig lebt; nur noch unzufrieden ist; am Morgen schon auf den Abend wartet und nur noch hofft, wenigstens in der Nacht Ruhe zu finden; nichts mehr unternimmt, Leute meidet und jedem Kontakt aus dem Weg geht; nur noch um sich kreist, sich für nichts mehr interessiert, die Welt immer kleiner wird und man am realen Leben vorbeilebt; sich gegenüber früher verändert hat und das nicht so stehen lassen will; spürt, emotional zu verarmen und geistig zu verkümmern.

Chronische Schmerzen stellen nicht nur eine körperliche, sondern auch eine emotionale Belastung dar, und die kann zu viel werden. Sie wird zu viel, wenn der Schmerz zum Mittelpunkt des Lebens wird und er die Gefühls- und Gedankenwelt immer mehr ausfüllt. Wenn der betroffene Mensch realisiert, dass er diese Belastung nicht einfach abgeben kann und *er* etwas verändern muss, dann kann etwas Neues entstehen. Es kann sich auch etwas verändern, wenn er die Erfahrungen, die er mit seinem Umgang mit den Schmerzen macht, ernst nimmt und daraus lernt: Je mehr Aufmerksamkeit man den Schmerzen gibt, umso größer wird das Leiden. Je mehr man gegen die Schmerzen ankämpft, umso stärker leidet man unter ihnen. Je mehr man sich den Schmerzen hingibt, umso stärker werden sie.

Aus diesen Erfahrungen und aus dieser Erkenntnis heraus kann jeder, jede den Schluss ziehen, dass man selbst etwas gegen das Leiden unternehmen kann. Man kann für sich akzeptieren, dass es vermutlich Wege gibt, wie man besser mit den Schmerzen umgehen kann als bisher und sie weniger bestimmend werden lässt.

Wenn es einem nicht gelingt, etwas in seiner Einstellung und seinem Verhalten zu ändern, läuft man Gefahr, eines Tages aufzugeben und zu kapitulieren, weil keine Kraft mehr da und man nur noch müde ist. Dann überlässt man die Führung den Schmerzen und wird so zu ihrem Sklaven, ihnen ausgeliefert und machtlos. Dann besteht das Leben nur noch aus Schmerzen. Dann gibt es keine Zukunft und keine Gegenwart, dann gibt es kein Ich und kein Du, nur noch die Schmerzen und irgendwann nur noch den Wunsch zu gehen.

Wenn man den Schmerzen die Führung überlässt

Was passiert, wenn der schmerzleidende Mensch in der ersten Phase stecken bleibt, wenn der ganze Prozess ins Stocken gerät oder gar nicht mehr weitergeht? Was passiert, wenn man den Schmerzen die Führung überlässt?

Es ist durchaus möglich, dass jemandem gar nicht bewusst ist, wie unzufrieden er bleibt, wenn er die weiteren Schritte nicht macht, wenn er im Zustand des Gefangenseins durch die Schmerzen stehen bleibt. Ebenso möglich ist aber auch, dass er sehr wohl realisiert, dass er die Führung übernehmen und beginnen müsste, sich stärker selbst ins Zentrum zu rücken, aber die Kraft dazu fehlt, und er resigniert. Sich Vorwürfe zu machen ist fehl am Platz, wenn man zu sehr unter den Schmerzen gelitten hat und die Energie fehlt und das Vertrauen ebenso, etwas verändern zu können. Die meisten Menschen wollen, dass es ihnen besser geht, und sind auch bereit, etwas dafür zu tun, wenn sie die notwendige Kraft, den Willen und das Wissen dazu haben.

Ausgeliefert zu sein, verändern wollen und nicht können, ist bitter und schmerzlich. Da braucht es weder Selbstvorwürfe noch Vorwürfe anderer Menschen. Schmerzen nützen ab, und wenn Menschen zu lange und zu intensiv unter Schmerzen leiden mussten, sind sie froh, wenn sie mit Medikamenten einen einigermaßen erträglichen Alltag erleben dürfen – und das ist mehr als verständlich, auch wenn der Preis hoch ist. Daneben ist immer hilfreich, wenn ein Mensch mit chronischen Schmerzen von Fachpersonen begleitet wird, weil in vielen Momenten die Hilflosigkeit und das Gefühl der Ohnmacht riesig und die Einsamkeit und Orientierungslosigkeit grenzenlos sind.

Wenn man nun den Schmerzen die Führung überlässt, dann nehmen die Gefühle des Ausgeliefertseins, der Unsicherheit, der Brüchigkeit und Unberechenbarkeit immer mehr Platz ein, kann sich überall Angst einnisten und das Leben wird häufig nicht mehr als lebenswert empfunden.

Oft können sich dann Zwangshandlungen und Zwangsrituale entwickeln, weil sie vermeintliche Sicherheit bieten, die der von Schmerzen geplagte Mensch in dieser Phase des Ausgeliefertseins so dringend benötigt. Vermeintlich deshalb, weil man nun auch noch Sklave der Kontrolle und der Zwänge wird und noch weniger zur Ruhe, dafür noch mehr unter Druck kommt.

Ein gutes Beispiel ist der Kontrollzwang, bei ihm geht es darum, alles im Griff zu haben, damit nichts vergessen und verloren geht: etwa beim Verlassen des Hauses alle Fenster und Türen mehrmals überprüfen, ob sie geschlossen sind, um ja nichts dem Zufall zu überlassen. Man traut sich nicht, sondern vertraut nur der Kontrolle. Jedes Gespräch, das man geführt hat, muss im Nachhinein Dutzende Male durchgegangen werden – jeder Satz und jedes Wort. Wenn man das nicht macht, kommt man nicht zur Ruhe und kann nicht abschließen. Doch statt wirklich Ruhe zu finden, gerät man auf diese Weise nur allzu leicht in negative Gedankenspiralen und Grübelzwänge. Kontrolle soll Sicherheit geben und Angst nehmen, wie oben gesagt, ist dies jedoch nur eine vermeintliche Sicherheit.

Aber auch depressive Verstimmungen sind nicht selten. Sich auf die Schmerzen fixieren bedeutet Leben in Dauerspannung, heißt, nie loslassen können, ständig auf der Hut sein und jede Bewegung registrieren müssen. Das bedeutet Höchstarbeit, Stress und Überforderung und heißt, sich ständig in diesem negativen Raum aufzuhalten, wo nur noch Angst, Schwere und Mühsal herrschen.

Deshalb ist es so wichtig zu sehen, dass man nicht nur hilflos und ausgeliefert ist. Es ist wichtig, wieder langsam zu beginnen, Entscheidungen nicht mehr nur allein von den Schmerzen abhängig zu machen und sich bewusst anderem zuzuwenden – und so langsam wieder sein eigener Herr und Meister zu werden über sich und sein Leben.

Man kann sich aus der Rolle des/der von Schmerzen Abhängigen lösen, indem man für sich selbst gut sorgt und der Erschöpfung Rechnung trägt, wenn man einen eindeutigen Entschluss für sich fällt und klar und bestimmt Nein sagt zu einem Umgang mit den Schmerzen, der von ihnen bestimmt und dominiert wird.

Sich bewusst nicht mehr nur mit den Schmerzen zu beschäftigen, sich bewusst nicht von den Schmerzen leiten und in seinen Entscheidungen beeinflussen zu lassen ist kein Selbstläufer. Es geht nicht einfach, sich über die Schmerzen hinwegzusetzen, sie zu übergehen und zu ignorieren.

Es verlangt eine enorme Anstrengung, einen Willens- und Kraftakt, der von einer inneren Überzeugung getragen und genährt wird – sich bewusst mit sich und seiner Situation auseinanderzusetzen. Die Schmerzen aber weiter dominieren zu lassen, rächt sich und kostet schlussendlich noch viel mehr Kraft.

Wenn die Schmerzen sprechen könnten

»Du musst nicht meinen, dass du Einfluss auf uns hast. Wir machen, was wir wollen, und wir wollen, dass du uns wahrnimmst, auf uns eingehst und dich nach uns richtest. Du kannst dich auf einen Kampf mit uns einlassen. Aber verlieren wirst du. Du hast keine Chance. Wir haben den längeren Atem als du. Wir werden im Gegensatz zu dir nicht müde. Der Kampf, den du gegen uns führen willst, erschöpft dich – nicht uns.
Du kannst nur verlieren, und damit verlierst du auch deinen Mut, deine Zuversicht und deine Kraft. Die Niederlage macht dich fertig, zieht dich runter und macht alles noch schlimmer. Vielleicht musst du noch zu einigen Schlachten mehr gegen uns antreten, bis du endlich kapierst, dass es sinnlos und dumm ist, zu glauben, du seist stärker als wir.
Wie häufig bist du schon enttäuscht gewesen, weil du nicht aufgeben wolltest, weil kämpfen deine Antwort auf uns ist. Nicht zu kämpfen hat nichts mit Feigheit zu tun, sondern mit Einsicht und Verantwortung, auch mit dem Lernen aus Erfahrung. Weshalb deine Kräfte in einem unnötigen Kampf vergeuden, wenn du sie anders einsetzen könntest, sinnvoller und konstruktiv? Nutze deine Kräfte für dich, für das, was dir wichtig ist und du nicht aufgeben willst – trotz uns. Setze deine Kräfte dort ein, wo sie dir helfen, wo sie dir guttun und du entspannen und zufrieden sein kannst. Hast du denn vergessen, worum es geht? Es geht um dich – auf dich musst du schauen und nicht auf uns.

Löse dich von der Vorstellung, dass nur ein Leben ohne Schmerzen sinnvoll und würdig ist, dass du zuerst uns loswerden musst, bevor du wieder richtig, nämlich dein eigenes Leben, leben kannst. Leben mit Schmerzen ist keine Durststrecke, die du aushalten und durchstehen musst, bis du wieder richtig leben kannst. Es sind deine Lebensjahre, und sie sind zu kostbar, um sie einfach so an dir vorbeiziehen zu lassen.

Nimm dein Leben in die Hand, wende dich dir und deinem Leben zu und mache etwas daraus – etwas, was dir guttut und dich befriedigt. Es liegt an dir, etwas mit deinem Leben anzufangen, ob du nun Schmerzen hast oder nicht.

Du bestimmst über dein Leben und nicht wir. Warte nicht, entscheide dich heute, entscheide dich jetzt für dich und nicht für den Kampf gegen uns. Finde deine persönliche Lebensstrategie!«

5. Phase 2: Der Mensch steht im Mittelpunkt

Der Weg zur Akzeptanz eines Lebens mit Schmerzen

Anfänglich werden die Schmerzen als normal angesehen. *»Die gehören nun dazu.«* Sie stehen noch nicht so sehr im Wege und der betroffene Mensch kann damit leben. Es wird schon alles besser werden, da muss man durch und es lohnt sich, zuversichtlich zu sein und sich nicht unterkriegen zu lassen.

Lange Zeit hofft man. Jeder Arztbesuch und jedes neue Medikament stärken die Hoffnung, dass alles wieder gut wird. Alle Beteuerungen von ärztlicher oder familiärer Seite nimmt man dankbar an. Man will mitmachen, ein guter Patient, eine gute Patientin sein, motiviert und positiv denkend. Je länger es dauert, umso mehr kommen leise Zweifel auf, die man aber unterdrückt. Und jeder Tag, der besser ist als der vorangegangene, macht dann wieder Mut und bestätigt einen in der Annahme, dass man Geduld braucht, dass alles seine Zeit hat und man nichts forcieren kann. Dann helfen Durchhalteparolen wie: *»Es wird schon alles wieder gut. Je mehr Zeit man sich gibt, je weniger Druck man sich macht, umso besser wird es. Jetzt ja nicht aufgeben, den Fachleuten glauben und sich selbst immer Mut zusprechen.«*

Doch mit jeder neuen Enttäuschung wächst still und leise die Angst, ohne dass man sie stark thematisiert. Ja nicht davon sprechen, sonst trifft noch ein, was man insgeheim befürchtet. Jedes Zweifeln macht Angst und muss bekämpft werden: Ja nicht resignieren, bloß nicht aufgeben; wenn man aufgibt, dann ist alles vorbei, das ist wie eine ultimative Bankrotterklärung. Man muss dran glauben, auch wenn die Zweifel noch so stark sind, auch wenn die Geduld langsam aufgebraucht ist und man immer dünnhäutiger wird.

Nicht aufgeben und kämpfen lautet die Devise, die auch vom gesamten Umfeld unterstützt wird. Darüber erfährt man Bestätigung. Das wird bewundert. Es gibt ja immer wieder gute Tage. Sie zeigen, dass alles in Bewegung ist und Veränderungen passieren. Zwar noch nicht wirklich sichtbar, noch nicht wirklich fassbar, aber es sind Veränderungen, die nach vorne weisen und Mut machen, dass etwas passiert, dass noch nichts abgeschlossen ist und sich alles noch zum Guten wenden kann.

Davon, die Schmerzen anzunehmen, sie zu akzeptieren, findet sich noch keine Spur. Denn das würde bedeuten, aufzugeben, nicht mehr daran zu glauben, dass alles wieder besser wird. Dann wären all die Anstrengungen und der ganze Kampf vergebens gewesen. Das kann und darf nicht sein. Man merkt zwar – und das mit Erschrecken –, dass es Phasen gibt, in denen man nachgibt, müde wird und weniger bereit ist, an eine Besserung zu glauben, ohne sich aber mit dem Unabänderlichen beschäftigen zu wollen. Das ist noch zu weit weg und würde ja alles über den Haufen werfen. An eine gänzliche Neuorientierung hat man nicht gedacht. Das würde Angst machen und eine Abwehr und Gegenbewegung provozieren. Nein, nein, nein! Ein Aufgeben darf es nicht geben, dann könnte man zusammenpacken. Auch einen Plan B darf es nicht geben. Sich mit dem Unabänderlichen zu beschäftigen, würde bedeuten, nicht mehr an eine Besserung zu glauben, würde heißen, dass man aufgibt und resigniert.

Aber die Zweifel und Bedenken lassen sich mit der Zeit immer schwerer beiseiteschieben; die Augen zu verschließen vor einem *»Es geht nicht mehr weiter«* gelingt weniger und weniger. Die Angst nimmt zu, die Befürchtungen werden größer und die Stimmung lässt sich nicht mehr so leicht positiv beeinflussen. Schwarze Wolken drängen vermehrt ins Bewusstsein, Zweifel melden sich umso hartnäckiger und die Stimmung sinkt, die Zukunft erscheint dunkler und trüb. Nicht auszudenken, wenn es nicht besser wird mit den ständigen Schmerzen, wenn alles Hoffen und Wünschen umsonst war, wenn sich die Schmerzen sogar verschlimmern würden.

Und doch lassen sich diese Gedanken jetzt nicht mehr so leicht unterdrücken. Bis der oder die Leidende sich eingesteht, dass kein Weg mehr an den Schmerzen vorbeiführt, braucht es noch viel. Aber die Entwicklung lässt sich nicht aufhalten. Dass der Zustand nicht besser wird und man sich damit abfinden muss, auch in naher und ferner Zukunft mit den Schmerzen zu leben, wird immer konkreter fassbar. Die Gewissheit verdichtet sich, dass davonzulaufen und die Augen zu verschließen die Wahrheit nicht zu verdrängen vermag. Die Gedanken nehmen immer mehr Gestalt an, dass das, was man so lange nicht wahrhaben und sich eingestehen wollte, wirklich so ist.

Die Wahrheit *»So ist es, so bleibt es, so ist mein Leben auch in Zukunft«* ist im Leben des betroffenen Menschen angekommen. Gefühle wie Trauer und Verzweiflung, Gefühle der Hoffnungslosigkeit, der Ohnmacht, der Panik und der Angst kehren mit aller Macht zurück. Begleitet von Gedanken wie: »*So kann es doch nicht sein. Nein, nein, so will ich es nicht, das darf nicht wahr sein.*«

Bis der betroffene Mensch sein Leben mit Schmerzen annehmen kann, ist es ein Weg mit vielen Umwegen und Hindernissen und selten ein Weg mit Abkürzungen. Es geht auf und ab. Jeder Mensch hat seinen eigenen Krankheitsverlauf und seine eigene Schmerzgeschichte, die er nur sehr langsam ergründen kann. Jeder hat seine eigene innere Krankheitslogik, die sich ihm, wenn überhaupt, nur Stück für Stück öffnet und die stärker ist als sein Wille und sein Verstand. Sich mit der Situation zu arrangieren ist die erste Etappe und sie anzunehmen die zweite. Es braucht alles seine Zeit: Körper und Geist müssen sich auf das anfänglich Unfassbare einstellen und darauf einspielen. Die Tatsache zu akzeptieren, nicht mehr gesund zu sein, vielleicht sogar nie mehr, braucht Zeit. Und es gibt immer auch Menschen, die sich ganz bewusst dafür entscheiden, diesen Weg nicht mehr gehen zu wollen. Für sie ist ein solches Leben nicht vereinbar mit dem, was sie für sich mit Wert, Sinn und Würde verbinden.

Dabei ist es keinesfalls so, dass Betroffene etwas falsch machen, wenn der Prozess langsam geht und sie leiden, wenn sie sich lange Zeit nicht abfinden können und wollen, ständig mit Schmerzen leben zu müssen; wenn sie sich nur langsam an die Schmerzen gewöhnen; wenn sie stets an denselben Problemen verzweifeln und das Gefühl haben, alles falsch zu machen, nicht zu genügen und dem Leben nicht gewachsen zu sein. Wenn man immer wieder ungeduldig ist und zweifelt und es einem schwerfällt, positiv zu denken; wenn man nicht mehr weitermachen oder gar weiterleben will.

Der Weg, den Menschen mit chronischen Schmerzen gehen, ist ein Weg des Leidens. Sich einzustellen auf die Schmerzen und darauf, dass diese nicht nachlassen, ist ein Prozess, der alles von einem abverlangt:

- Immer wieder am Anfang stehen.
- Immer wieder die Fragen: »*Warum?*« – »*Warum ich, womit habe ich das verdient?*«
- Hoffen und resignieren.
- Hin- und hergeworfen werden, hoffen und verzagen, glauben und nicht glauben, wollen und nicht wollen.
- Motiviert sein und alles hinwerfen wollen.
- Aktiv und dann wieder passiv sein.
- Empfindlich sein, labil und unausgewogen.
- Gefühl der Wut, Aggressionen und dann wieder in sich hineinfallen.
- Reden und dann wieder schweigen wollen.

- Zuversichtlich, dann wieder voller Skepsis.
- Kontakt zu anderen Menschen suchen und Kontakt meiden.
- Das Alleinsein suchen und dann wieder davonlaufen. Alleinsein als Auftanken und zur Ruhe Kommen empfinden und dann wieder unter der Last der Schmerzen fast erdrückt werden.
- Mit sich im Reinen sein und dann wieder nichts Gutes an sich sehen.
- In der Krankheit einen Sinn oder eine Aufgabe sehen und sie dann wieder verteufeln und verfluchen.
- Das Leben bejahen können und dann wieder an ihm verzweifeln.

Selbstbestimmung

Im Leben mit Schmerzen geht es in der zweiten Phase zentral um die Selbstbestimmung des leidenden Menschen. Darum, dass Betroffene ihre Autonomie, Freiheit und Selbstverantwortung nicht aufgeben. Man könnte noch weiter gehen und sagen, dass es bei der Wahrung der Selbstbestimmung und damit verbundenen Selbstverantwortung um die Selbstachtung geht, die jemand verliert, der sich den Schmerzen ausliefert. Es geht um ein »Umschalten im Kopf«, um eine klare Entscheidung für sich und um ein eindeutiges Zeichen für die eigene Selbstbestimmung und gegen die Dominanz der Schmerzen. *Der Mensch ist wichtiger als die Schmerzen.* Ein Leben, das diktiert wird von Schmerzen, gibt weniger an Lebensqualität und Befriedigung als ein selbstbestimmtes Leben. Es geht um Würde, um ein – trotz der Schmerzen – würdevolles Leben.

Täglich zu erfahren, dass die Schmerzen einem die Lebensqualität rauben, dass man so vieles nicht mehr machen kann, was einen früher auszeichnete und mit Stolz und Befriedigung erfüllte, fordert und ermüdet. Dass ein Mensch aber genauso stolz und zufrieden sein kann, wenn er sein Leben mit Schmerzen nicht von ebendiesen Schmerzen bestimmen lässt, verdient Respekt und Achtung und ist der Lohn des ständigen Bemühens, sich für sich selbst einzusetzen. In Phasen tiefster Verzweiflung nicht aufzugeben, auch wenn alles dunkel, trostlos und hoffnungslos erscheint, ist ein hohes Gut. Die Verzweiflung und Trauer auszuhalten und durch dieses Elend hindurchzugehen ist eine Riesenleistung. Der schmerzleidende Mensch gewinnt keine Lorbeeren und keine Auszeichnung, aber die Erfahrung, dass er stärker ist, als er meint, und stärker als die Schmerzen, ist Lohn genug.

Nicht aufgeben, auch wenn vieles nicht mehr möglich ist, nicht unzufrieden und verbittert werden, wenn Erinnerungen an früher auftauchen – das ist ein Leben in Würde, trotz der Schmerzen, die nicht mehr aufhören wollen. Eine nie endende Arbeit, die dem betroffenen Menschen niemand abnehmen kann. Schmerzen zu haben, hat etwas Heimtückisches an sich. Sie plagen den Menschen, lassen ihn leiden, sind so präsent wie nichts anderes, und doch können sie von den anderen nicht gesehen oder gefühlt werden. Das macht einen einsam. Diesen einsamen Weg zu gehen, sich weiter für sich und ein befriedigendes Leben einzusetzen und den Schmerzen zu trotzen, verdient äußerste Hochachtung.

Irgendwann einmal kommt der Punkt, an dem sich der betroffene Mensch entscheidet, weil er spürt, dass er sich entscheiden muss, damit sich etwas verändert. Es geht um ihn selbst und um sein Leben. Er merkt, dass er sich verändert, und zwar zu einer Seite hin, die ihm zunächst fremd ist und ihm nicht passt. Er hat die Wahl. An ihm liegt es nun, wie er sich weiter entwickeln wird und welchen Verlauf sein Leben nimmt.

Will man so bleiben, wie man sich im Moment erlebt und sieht, wenn man sich den Schmerzen ausliefert, gefangen in einer negativen Einstellung? Will man in der Opferrolle verharren oder sich auf sich besinnen und frei werden von dem Diktat der Schmerzen? Will man die Person bleiben, die man jetzt ist, oder wieder die Person werden, die man einmal war und wieder sein möchte?

Es geht in dieser zweiten Phase der Schmerzverarbeitung um Selbstverantwortung und um Entscheidungen des jeweiligen Menschen für sich selbst. Das heißt nicht, sich einfach gegen die Schmerzen zu entscheiden, was auch nichts bringen würde. Man könnte salopp sagen, dass die Schmerzen das gar nicht zulassen. Es bedeutet vielmehr eine Entscheidung, die von dem betroffenen Menschen ausgeht und ihn selbst betrifft. Der Mensch steht im Fokus und nicht der Schmerz: »*Ich entscheide, und solange ich mich für mich entscheide, lebe ich. Ich entscheide mich für mich und damit für einen neuen Umgang mit den Schmerzen.*«

Es geht darum, Schritt für Schritt an Entscheidungsfreiheit zu gewinnen; immer mehr und regelmäßig Entscheidungen für sich zu fällen; aufgegebenes Terrain wieder zurückzugewinnen. Weiter bedeutet es, in diesem Entscheidungsprozess mehr an Sicherheit zu gewinnen, sich immer selbstverständlicher einzubeziehen in seine Entscheidungen und in dem, was man macht. Es heißt, sich neu zu finden und zu erfinden, so zu werden, dass man sich annehmen und akzeptieren kann, die Person zu werden, die man einmal war und immer noch sein kann. Es geht darum, sein Leben entsprechend den eigenen Vorstellungen und Werten zu leben.

Die wenigsten Menschen mit chronischen Schmerzen kommen um die grundlegende Entscheidung hinsichtlich einer Neuorientierung herum. Sie können sie hinausschieben und hoffen, dass alles besser wird, auf eine weitere Operation warten, um erst nachher entscheiden zu müssen. Das zukünftige Leben vom Urteil und der Meinung der Fachleute abhängig zu machen, heißt aber auch, sich auszuliefern und sein Schicksal in fremde Hände zu legen. Auch das kann ein Entschluss sein.

Nicht zu entscheiden, weil man aus Unsicherheit oder fehlender Kraft sich nicht getraut, sein Leben selbst in die Hand zu nehmen. Abzuwarten und alles dem Schicksal zu überlassen und die Augen zu verschließen, ist auch eine Entscheidung. Ebenso, sich nicht zu etwas entschließen, weil man Angst hat, falsch zu entscheiden oder eine einmal gefällte Entscheidung nicht durchhalten zu können. Nur wird mit der Zeit immer deutlicher und für die Betroffenen schmerzhaft spürbar, dass nichts zu tun und den Zustand auszuhalten, anstatt alles Mögliche auszuprobieren, auf Dauer mehr Energie verbraucht und vor allem unzufrieden macht und verbittert.

In dieser zweiten Phase geht es betroffenen Menschen darum, sich wichtig zu nehmen und zu entscheiden, was sie in welcher Weise bewerten möchten. Es geht darum, den Zustand der Stagnation und der Unzufriedenheit zu überwinden im Bewusstsein, dass man die Verantwortung für seine Zufriedenheit und seine Lebensqualität nicht einfach nur den Schmerzen in die Schuhe schieben kann. Die Entscheidung, sich nicht mehr von den Schmerzen drangsalieren und sein Leben von ihnen bestimmen zu lassen, liegt einzig und allein bei einem selbst. Und mit dieser Entscheidung auch die Verantwortung für sich selbst. An einem selbst ist es, die Weichen neu zu stellen und einen selbstbestimmten und ganz persönlichen Weg zu gehen.

Eine große Hilfe wären für den Patienten, die Patientin Ärzte, die einen immer und immer wieder erfahren ließen, dass es um einen selbst und um das eigene Leben geht, dass man selbst entscheidet und dass diese Entscheidungen ernst genommen und akzeptiert werden. Dazu gehört auch, dass man mit seinen Ängsten, Zweifeln und Unsicherheiten verstanden wird, dass man Zeit bekommt und nicht gedrängt wird, auch wenn es vonseiten der Ärzte Geduld und Überwindung kostet. Wenn Ärzte und Ärztinnen die Betroffenen in ihre Überlegungen einbeziehen und sie Entscheidungen selbst fällen lassen, gibt diesen das zusätzliche Kraft und Sicherheit, auf sich zu bauen und für sich zu entscheiden. Dann werden die Entscheidungsprozesse geradliniger, sind weniger anstrengend und geben mehr Sicherheit. Auch weil das »*Wie muss ich entscheiden, dass es richtig ist*« immer mehr durch die Fragen »*Was will ich, was tut mir gut und was hilft mir?*« ersetzt wird.

Wer sich für sich entscheidet, wird stärker und selbstbewusster, eindeutiger und gefestigter. Er merkt, dass sich etwas bewegt, dass er etwas bewirken kann, sein Denken klarer und sein Selbstbewusstsein größer wird und er wieder mehr an Selbstvertrauen gewinnt. Die Schmerzen, auch wenn sie sich nicht ganz verdrängen lassen, verlieren an Kraft, Einfluss und Bedrohung. Je mehr man bei sich ist, umso weniger Beachtung gibt man den Schmerzen, umso eher übergeht man sie und setzt sich über sie hinweg. Man lässt sie vermehrt auf der Seite und nimmt sie immer weniger wahr.

Je wichtiger man sich selbst nimmt, umso weniger berücksichtigt man die Schmerzen in dem, was man tut und entscheidet. Sie verlieren an Bedeutung. Obwohl sie zentral sind im Leben, spielen sie eine immer geringere Rolle. Mit dieser Neuausrichtung verlieren die Schmerzen an Kraft und damit auch an Einfluss. Wenn die Schmerzen weniger Kraft haben, bedeutet dies auch, dass sie dem Menschen weniger Angst machen, was sich wiederum positiv auf sein Schmerzempfinden auswirkt. Weniger Schmerzen und weniger Angst bedeutet, dass man sich weniger gefangen, weniger ausgeliefert und weniger gestresst fühlt und damit freier und offener wird für das Leben und die Welt außerhalb der Schmerzen.

Wendet man sich sich selbst und dem Leben zu, werden die Schmerzen nicht mehr so zerstörend und bösartig erlebt. Wenn man sich von ihnen abwendet, sind sie auch nicht mehr so penetrant. Damit ist auch der Umgang mit ihnen nicht mehr so schwierig und belastend.

Wenn man sich neue Schwerpunkte für sein Leben setzt, treten die Schmerzen in den Hintergrund und man wird freier für das, was es neben den Schmerzen auch noch gibt, freier für das, was einem wichtig ist und das ganz persönliches Leben ausmacht. Man erfährt, dass es immer noch ein Leben mit Zufriedenheit geben kann und es sich lohnt, im Moment zu leben, und dass man nicht warten muss, bis die Schmerzen vielleicht irgendwann vorbei sind. Das Leben bekommt eine leichtere und auch positivere Färbung, oder anders ausgedrückt, es lohnt sich wieder zu leben.

Wer sich selbst spürt, wer Leben in sich spürt, verspürt auch weniger Schmerzen. Und: Wer weniger Schmerzen spürt, verspürt mehr Leben in sich.

Ein neuer Umgang mit sich selbst

Das Hauptthema in der zweiten Phase ist das Finden und Etablieren eines neuen Umganges des betroffenen Menschen mit sich selbst – und zwar zuallererst mit sich und nicht mit den Schmerzen. Ein Umgang, der machbar und erträglich ist, der eigenen Persönlichkeit entspricht und zum Lebensstil passt: *»Jetzt geht es um mich!«*

Dabei geht es um Einstellungen und Umgangsformen, um Lösungen und Haltungen, die für einen stimmen und zu mehr Zufriedenheit und Lebensqualität führen. Es geht um Entscheidungen, die einen selbst betreffen, um Entscheidungen, die einem ein besseres Leben ermöglichen sollen. Man könnte die neue Ausrichtung und Zielsetzung folgendermaßen formulieren:

»Es geht um mein Leben, und dafür trage ich die Verantwortung.«
»Ich bin es mir wert, mich um mein Wohlergehen zu kümmern.«
»Ich will, dass es mir gut geht und ich gerne lebe.«
»Ich weiß um die Macht der Schmerzen und will ihren Einfluss nicht übermächtig werden lassen.«
»Mein Leben ist mir zu wichtig, als dass ich die Führung den Schmerzen überlasse.«
»Ich bin mir wichtiger als meine Schmerzen.«
»Ich will ein gutes und zufriedenes Leben, eines, das mir und meinen physischen und psychischen Möglichkeiten entspricht.«

»Es geht um mich« bedeutet:
- Sich selbst einen zentralen Platz in seinem Leben einzuräumen.
- Bei sich zu bleiben.
- Sich mit sich beschäftigen und auf sich zu achten.
- Lösungen finden, die zu einem passen.

Dieses umfassend neue Grundthema soll dem leidenden Menschen stets als Hilfs- und Orientierungspunkt dienen. Es geht immer und immer wieder und in allen Varianten und Variationen um ihn selbst:

Er steht im Mittelpunkt, um ihn allein geht es, um seine Person und seine Gefühle, sein Wohlergehen. Sein Leben ist das zentrale Thema.

Er darf und muss sich um sich kümmern und sich um sich sorgen, ohne dabei Schuldgefühle haben zu müssen. Wie er mit sich und seinen Schmerzen umgeht, ist seine Angelegenheit und für die muss er sich nicht rechtfertigen und sie anderen gegenüber begründen.

Sich wichtig nehmen heißt nicht, sich eine Bedeutung zu geben, die einem nicht zusteht, und auch nicht, ein Egoist zu werden. Sondern es bedeutet, eine Verantwortung wahrzunehmen, die man sich schuldig ist und die hilft, Boden unter den eigenen Füßen und eine klare Ausrichtung zu finden.

Mit sich Wichtignehmen ist verbunden: die eigenen Bedürfnisse ernst nehmen, die eigenen Wünsche nicht immer hinten anzustellen, sich etwas gönnen und sich erlauben, glückliche Momente zu genießen und Dinge zu machen, die Freude und Befriedigung bringen: *»Es darf mir gut gehen und ich will, dass es mir gut geht – und das trotz der Schmerzen, jetzt und nicht erst später.«*

Diese neue Grundhaltung und die neuen Verhaltensweisen zu verinnerlichen und Schritt für Schritt zu leben, ist der Weg zu einem konstruktiven und würdigen Umgang mit sich und den Schmerzen. Konkrete Verhaltensmöglichkeiten sind zum Beispiel:

- Nicht die Frage *»Was muss ich?«*, sondern *»Was will ich?«* in den Vordergrund zu stellen.
- Seine Überforderungsmuster erkennen, ernst nehmen und verändern: sich Zeit geben, Pausen einschalten, begonnene Arbeiten unterbrechen und auf später verschieben, lernen, auf sich zu hören.
- Sich getrauen, Nein zu sagen, und nicht meinen, immer nur dankbar sein zu müssen.
- Das zu tun, was gefällt und guttut, was einen bereichert und erfüllt.
- Veränderungen dort beginnen, wo es im Moment möglich ist.
- Aufhören, sich zu viel aufzuladen, sich zu viel zuzumuten und mehrgleisig zu fahren.
- Lernen, auf die inneren Warnlampen zu hören, innezuhalten, wenn etwas zu viel ist oder man spürt, dass es für einen nicht stimmt.
- Fallen und Energiefresser erkennen.

Sich wichtig nehmen heißt auch, sich nicht als Opfer zu sehen. Nicht die Person sein zu wollen, die einfach nur ausführt, was andere sagen, sondern die mitdenkt und sich bewusst ist, dass es um sie geht und sie deswegen auch gefragt ist. Deshalb gehören immer auch die Fragen *»Und was meine ich?«*, *»Wie sehe ich es?«*, *»Was will ich?«* zur Neuausrichtung.

Es geht um das Bewusstsein, dass es bei allem, was man macht und unternimmt, primär um einen selbst geht. Natürlich bleibt es wichtig, weniger Schmerzen zu haben und alles zu tun, um sie zu mildern. Denn weniger Schmerzen zu haben, heißt ganz einfach mehr Lebensqualität, mehr Lebensfreude und Zufriedenheit. Und darum geht es schließlich.

Das bedeutet die Aussage »*Es geht zuerst um den Menschen und nicht um die Schmerzen*«. Man mag diese Unterscheidung als kleinlich einstufen. Aber sie ist zentral und bringt ein ganz spezielles Selbstwert- und Lebensgefühl zum Ausdruck. Eine solche Haltung verlagert die Bedeutung von den Schmerzen weg hin zum Menschen, betont seine Selbstwirksamkeit und bewahrt ihn vor Zuständen des Ausgeliefertseins und der Ohnmacht. Deutlicher als mit den Worten »*Es geht um den Menschen selbst*« kann man die Neuorientierung und Betonung nicht formulieren.

Schmerzen können die Sicht und die Klarheit des Denkens vernebeln. Vor Unsicherheit, Angst und Verzweiflung kann der leidende Mensch leicht die Orientierung verlieren. Seinen weiteren Weg zu kennen, zu wissen, wo und wie man weitergehen und mit den Schmerzen umgehen will, zu wissen auch, worauf es einem ankommt, hilft, nicht noch mehr zu verzweifeln, und hilft, sich im Gedankennebel vorwärtszubewegen und im Labyrinth sich widersprechender Vorstellungen den Ausgang zu finden.

> *»Nimm dich ernst – du bist wichtig – es geht um dich – vergiss dich nicht und kümmere dich um dich.«*
> Das soll das Credo des leidenden Menschen sein, daran kann er sich halten und muss nicht immer wieder neu den Weg und die Form des Umganges suchen.
> *»Du bist verantwortlich dafür, dass es dir gut geht, dass du dein Leben so leben kannst, wie es die Umstände erlauben. Du kannst und darfst diese Verantwortung wahrnehmen, ohne deswegen ein Egoist zu sein.«*
> *»Frage dich, was du willst und was dir wichtig ist.«*

Die neuen Einstellungen langsam *annehmen* und ins Denken und Handeln *aufnehmen* ist der Weg zu einem neuen und persönlichen Umgang. Und das wiederum hat ganz wesentlich zu tun mit Geduld, Sorgfalt und Verständnis, was für die meisten leidenden Menschen eine echte Herausforderung bedeutet. Aber es macht freier und unabhängig. Der oder die Betroffene kann sich immer wieder auf sich zurückbeziehen und auf sich berufen. Er oder sie entgeht damit der Macht der Schmerzen, die demütigen und entmachten. Man kann ganz einfach sagen: Der Einsatz lohnt sich. Die Anstrengung macht sich mehr als bezahlt.

Diese neue Strategie im Umgang mit den chronischen Schmerzen ist stark verbunden mit einer neuen Einstellung dem Leben und den Schmerzen gegenüber. Nicht zuletzt kommt auch eine neue Haltung sich selbst gegenüber zum Ausdruck, die vom leidenden Menschen folgendermaßen formuliert werden kann:

Ich habe die Schmerzen. Ich will sie nicht leugnen und nicht bagatellisieren.
Ausgangspunkt ist nicht: Was ist möglich, sondern: was ist mir wichtig.
Ich will ehrlich sein, mir nichts vormachen, aber anders gewichten und bewerten.
Ich will mir bewusst sein, dass es an mir und nicht an den Schmerzen liegt, ob ein Tag gut oder schlecht ist.
Ich will mein Leben leben und nicht warten, bis alles besser oder vorbei ist.
Ich will wieder ruhiger und ausgeglichener werden.
Ich will auch die Freude an körperlichen Berührungen und an der Sexualität zurückgewinnen.
Ich will ein zufriedenes, für mich stimmiges und würdiges Leben.
Jeder Tag soll für mich ein wertvoller Tag werden.
Gläubige Menschen werden wahrscheinlich sagen:
Ich will dankbar sein für jeden Tag, den Gott mir schenkt.

Auch die folgenden Aussagen sind wichtig, um den Schmerzen gegenüber eine neue und andere Haltung einzunehmen:

Ich will stark sein, mich aber auch annehmen und es mir zugestehen, wenn ich müde, ängstlich, negativ und unzufrieden bin.
Ich will und muss sorgsam mit meinen Kräften umgehen.
Ich will mich mit dem beschäftigen, was mir guttut, und nicht mit dem, was mich belastet, runterzieht und Energie raubt.
Ich erwarte von mir nicht Übermenschliches, sondern, dass ich ehrlich und wohlwollend bin und mir zugestehe, dass es schlechte Tage gibt; Tage, an denen ich mich am liebsten verkriechen würde.
Ich will, dass ich mich nicht verurteile, wenn ich schwarzsehe und am Leben verzweifle; ich will mich aber immer wieder besinnen auf das, was mir wichtig ist und mir Grundlage und Ausrichtung gibt für mein jetziges Leben.
Ich will ein zufriedenes und normales Leben führen und dazu gehören Durchhänger und Phasen der Verzweiflung, der Angst und der Orientierungslosigkeit, wie Phasen der Euphorie und des tiefen Glücks und der Zufriedenheit.
Ich will dazu kommen, mich dem hinzugeben, was kommt, und nicht meinen, dass es so gehen muss, wie ich es erwarte.

Das alles ist nur möglich, wenn man sich auf sich selbst besinnt, sich befragt und ernst nimmt und den Schmerzen die Bedeutung nimmt, die

man ihnen bis dahin gegeben hat. Alles drehte sich um sie, nichts zählte so wie sie. Es gab keine Entscheidungen und keine Überlegungen, die nicht in irgendeinem Zusammenhang mit ihnen standen. Sie bestimmten das Leben, den Alltag und die physische und psychische Verfassung. Die Neuorientierung bedeutet, dass man wieder über sich und sein Leben bestimmt und von nun an selbst Maßstab und Orientierungspunkt ist. Der betroffene Mensch will sein Leben gestalten und es sollen seine persönlichen Werte und Vorlieben bestimmend werden und nicht der momentane Zustand und nicht die Intensität der Schmerzen. Er will jetzt ein Leben, das ihm entspricht, dessen Ausrichtung von ihm kommt und das in seinen Handlungen und Gedanken seine unverwechselbare Handschrift trägt.

Je wichtiger man sich selbst nimmt, umso weniger berücksichtigt man die Schmerzen in dem, was man tut und entscheidet. Sie werden unwichtiger und man interessiert sich auch weniger für sie. Sie verlieren an Bedeutung. Obwohl sie zentral und präsent sind im Leben, spielen sie eine immer geringere Rolle. Mit der neuen Ausrichtung begegnet man sich bestimmter, eindeutiger und selbstbewusster. Man steht für sich ein und lässt sich nicht mehr von den Schmerzen etwas diktieren und demütigen.

Wie schafft man die Neuorientierung?

Die Schmerzen anzunehmen und einen Umgang mit ihnen aufzunehmen, um schlussendlich eine Form zu finden, bei der es um einen selbst geht und nicht nur um eine Reduktion der Schmerzen, ist kein einfaches Unterfangen. Auch wenn es letztlich dem oder der Einzelnen ein Mehr an Zufriedenheit und Lebensqualität ermöglicht, kann es für einige erfolglos bleiben. Sie schaffen beim besten Willen nicht die Wende hin zu sich und weg von den Schmerzen.

Es gibt auf dem Weg so viele Hindernisse und Schwierigkeiten zu überwinden und so viel zu lernen, und das in einem Zustand, in dem es dem betreffenden Menschen nicht gut geht. Meist ist er vollauf damit beschäftigt, über die Runden zu kommen. Wenn alles wehtut, die Schmerzen wie Elektrostöße einfahren, es ihm speiübel ist und er nie weiß, wann er erbrechen muss, wenn die Angst ihm fast den Verstand raubt, er nichts hören und sehen und nur in Ruhe gelassen werden will. In einer solchen Stimmung und in einer solchen Verfassung noch damit zu kommen, sich von den Schmerzen weg zu sich selbst hin orientieren zu sollen, ist in den Augen vieler an Absurdität, Unkenntnis, Lieblosigkeit und Naivität nicht zu überbieten. Ja, so kann man es sehen und unzählige Gründe dafür aufzählen.

Menschen mit chronischen Schmerzen wehren sich anfänglich häufig gegen diesen Weg, nicht nur, weil sie ihn nicht kennen oder Angst haben vor allem Neuen. Es gibt eine Menge weiterer Gründe, die ihnen im Wege stehen und die Abneigung gegen Veränderungen nähren:

- Der oder die Betroffene ist häufig verbraucht und erschöpft, verbittert und mutlos.
- Vielfach fehlen der Glaube und die Zuversicht, dass es besser wird. Es sei denn, es gäbe plötzlich ein Wundermittel mit maximalem Erfolg und minimalen Nebenwirkungen.
- Man traut sich in diesem Schmerzzustand wenig zu, und was will man sich da noch zusätzlich aufladen, wenn ohnehin schon alles zu viel und man überfordert ist.
- Es ist auch schwierig zu verstehen, dass das etwas bringen soll und ob sich der Aufwand und die Anstrengung lohnen, wenn man am Ende doch scheitert.
- Der Glaube an einen selbst und an eine Veränderung ist gering.
- Der Weg ist zu vage, zu unklar und deshalb schwierig. Es hängt alles von der eigenen Person ab, ob man es schafft, und das verursacht Druck und Stress, da das Zutrauen in sich selbst nun einmal gerade fehlt.
- Wie will man gegen die Schmerzen ankommen, die da sind und sich ständig melden? Wie soll man zufrieden werden, wenn auch die Fachleute und die gesamte Medizin nicht weiterhelfen können?

Das sind einige Gründe, weshalb es häufig so lange dauert, bis jemand dazu kommt, sich selbst in den Mittelpunkt zu stellen. Es gibt aber noch weitere: Die Denkweise, von sich auszugehen und nicht von den Schmerzen, sich selbst zum Maßstab zu machen, ist für viele Menschen neu. Neu ist es vor allem deshalb, weil man selbst gefragt ist, man selbst entscheiden kann und sich nicht nach dem richtet, was von den Schmerzen herrührt. Jetzt wird das, was vorher immer ein Müssen war, zu einem *»Was will ich, was ist mir wichtig?«*.

Etwas zu machen, was man vorher nie gemacht hat, ist anfänglich immer schwierig und das nicht nur für einen leidenden Menschen. Sich eine Wichtigkeit und Bedeutung zu geben, bei sich zu bleiben und sich selbst Thema zu sein, erschreckt viele, ist manchen peinlich und unangenehm. Man kann zu Beginn nichts mit sich anfangen, weiß nicht, was mit sich machen, weiß nicht, wer man ist und was man will. Eines weiß man, und das sehr klar und deutlich: Man möchte möglichst schnell aus dieser unangenehmen Situation raus, das Thema wechseln, wieder zurück in ein Leben, das zwar leidvoll und mühsam, aber vertraut ist, und das heißt, zurück in ein Leben, das von den Schmerzen bestimmt war.

Dass man so reagiert, ist ganz normal und weder übertrieben noch schwach. Sich ins Zentrum zu stellen, könnte ja bedeuten, dass man sich selbst wichtiger nimmt als die Schmerzen, als die anderen und nicht zuletzt als die Ärzte. Sich ins Zentrum zu stellen, bedeutet für den leidenden Menschen, sich wichtiger zu nehmen als alle und alles, und das kann nur auf Kosten der anderen gehen. Es könnte auch bedeuten, man ist selbstbezogen, egoistisch, kreist nur um sich und vernachlässigt das, worum es eigentlich geht, nämlich auch für andere und anderes da zu sein. Nicht mehr leiden müssen, zufrieden sein wollen und für sich ein anderes, besseres Leben zu wünschen hat nichts mit Egoismus zu tun, muss nicht auf Kosten anderer gehen und heißt auch nicht, dass man sich zu wichtig nimmt.

Sich von den Vorstellungen und der Hoffnung zu lösen, dass alles vorübergeht und die Medikamente und Ärzte es schon richten, ist schwierig. Verantwortung zu übernehmen in einem Bereich, in dem man sich abhängig, unterlegen und ausgeliefert fühlt, eine Riesenarbeit. Unbehagen zu empfinden, das Leben als unbefriedigend und falsch zu erleben, heißt nicht, auch schon den Weg der Veränderung zu kennen. Spüren, was man nicht will, heißt nicht, zu wissen, was man will. Aber zu wissen, was man *nicht* will, ist ein Anfang, und nicht einmal ein schlechter.

Menschen mit chronischen Schmerzen und mit chronischer Überforderung macht ein Umgang, den sie selbst zu bestimmen haben, Angst. Einen Weg zu gehen, der neu und unbekannt ist, ist doppelt schwer. Sie trauen sich in der Regel ohnehin schon wenig zu und sollen jetzt auf sich bauen und sich ernst nehmen. Da gibt es anfänglich nur zwei Fragen: »*Wie mache ich das?*« und »*Wie schaffe ich das?*«

In einem Zustand, in dem man sich nichts zutraut und sich schwach und unfähig fühlt, auch noch Verantwortung zu übernehmen, lässt viele zurückschrecken. Sie sind froh, überhaupt über die Runden zu kommen. Selbst zu bestimmen wird für die Betroffenen anfänglich auch zu einem Müssen: »*Auch wenn ich es eigentlich gar nicht will, möchte ich mein Leben wieder in die eigene Hand nehmen, weil ich einsehe, dass ich es muss, dass es nicht anders geht. Warum kann mir nicht einfach gesagt werden, was ich zu machen habe, warum macht man es mir auch da wieder so schwer? Gebt mir doch eine Tablette, das geht einfacher.*« Man ist gewohnt gewesen, das zu tun, was man machen muss, ohne sich selbst dabei zu fragen, was man will. Vorher war alles bei aller Unsicherheit doch absehbarer. Man glaubte zu wissen, was man zu tun hat. Nur hat das wenig gebracht und eine Situation geschaffen, in der etwas anderes kommen muss.

Es stimmt, es ist kein einfacher Weg und er wird noch schwieriger, wenn man ihn geht. Alte und lang getragene Schuhe schmerzen nicht, im Gegensatz zu neuen. Man tut sich schwer, sich von ihnen zu trennen. Gelerntes und Vertrautes aufzugeben, fällt keinem Menschen leicht. Man sagt nicht umsonst, dass der Mensch ein Gewohnheitstier ist und alles andere mehr liebt als Veränderungen. Mit einem Begleiter, der den Weg zeigt, der beisteht und motiviert, wenn man nicht mehr mag und aufgeben will, wäre alles viel einfacher. Angehörige, Pflegende, Therapeuten/Therapeutinnen und Beratungsstellen wären sehr hilfreich für leidende Menschen, wenn sie so eine Aufgabe übernehmen würden.

Von der ersten Phase in die zweite Phase der Schmerzbewältigung ist es für die meisten Menschen ein schleichender Übergang, der aber zu immer mehr Klarheit und Entschlossenheit führt. Auf diesem Weg kommt es immer wieder zu klaren und eindeutigen Entscheidungen, die der Neuausrichtung den Weg weisen. Sich und nicht mehr die Schmerzen in den Mittelpunkt zu stellen, bedeutet, klar Stellung für sich selbst zu beziehen.

Bereits einige wenige Fragen zeigen dem chronisch unter Schmerzen leidenden Menschen den Weg zu einer neuen Einstellung. Sie helfen ihm, sich nicht zu verzetteln oder sich gar zu verlieren.

Was will ich und wie will ich leben?
Was ist mir wichtig?
Was gehört zu mir und zu meinem Leben?

Das sind die Grund- und Lebensfragen. Die Antworten darauf geben die Richtung an und zeigen einem immer wieder von Neuem, wofür man sich einsetzen will. Sie zeigen einen Weg, der einem hilft, sich nicht mehr von den Schmerzen tyrannisieren zu lassen und gerade in trüben und schweren Zeiten nicht zu verzagen und nicht aufzugeben. Den Weg zu kennen, zu wissen, dass es der ganz persönliche Weg hin zu einem besseren Leben ist, gibt einem Kraft und Zuversicht. Ein leidender Mensch würde den Weg hin zur persönlichen Lebensstrategie beispielsweise so formulieren:

»*Ich entscheide mich für die neue Haltung und Neuorientierung. Es ist mein Entschluss. Um mich geht es. Es sind meine Antworten auf die Frage: ›Wie gehe ich mit den Schmerzen um, dass es für mich stimmt und es meinen Lebensvorstellungen und meinem Lebensentwurf entspricht?‹ Die Entscheidung für eine Lebensstrategie ist eine Entscheidung für mehr Selbstbestimmung und Selbstverantwortung. Ich wende mich von der Dominanz der Schmerzen ab und zu meiner Person und zu meinem Leben hin und damit stelle ich die Weichen für ein Leben in Würde. Es geht um viel und deshalb lohnt sich der Einsatz.*

Ich habe Schmerzen, immer und intensiv. Anfänglich hatte ich nur den einen Wunsch, dass die Schmerzen möglichst schnell verschwinden, dass alles gut wird und ich wieder mein normales Leben aufnehmen kann. Es ging aber nicht so schnell. Die Schmerzen zogen sich dahin, der einen Komplikation folgte die nächste. Es hörte nicht auf. Die Zeit verging, die Schmerzen aber blieben, und das trotz unzähliger Besprechungen und Versuche mit anderen Therapien. Alles drehte sich um die Schmerzen. Die Erschöpfung nahm zu und im gleichen Maß meine Enttäuschung und Resignation.

Je stärker die Schmerzen wurden und immer mehr meiner Aufmerksamkeit und Kräfte absorbierten, umso bewusster wurde mir meine Ohnmacht und mein Ausgeliefertsein. Ich erlebte mich immer mehr als Geisel der Schmerzen, bis ich merkte, dass es um mehr ging als um sie. Da verstand ich, dass mein bisheriger Umgang mit den Schmerzen zu kurz greift. Ich merkte, dass ich mir eine Strategie zurechtlegen muss, wie ich am besten mit ihnen leben kann. Vor allem aber musste ich die Frage für mich beantworten, wie ich denn leben will, wenn so vieles nicht mehr geht, mich die Schmerzen aufreiben und erschöpfen.

Weil ich immer weniger Kraft hatte und ich manchmal auch nicht mehr leben wollte, musste etwas radikal anderes her, neue Perspektiven und eine neue Ausrichtung in meinem Leben. So, wie ich bisher gelebt hatte, hat mich das in eine Sackgasse geführt und in einen Zustand der Ohnmacht. Ich merkte, dass ich einen Neuanfang brauchte. Meine Antworten auf die Grundfragen halfen mir, immer klarer zu sehen, wie mein weiterer Weg aussieht: ›Das will ich und das nicht; das brauche ich nicht zum Leben und das ist mir wichtig, darauf will ich nicht verzichten: Ich will zufrieden sein in meinem Beruf und nicht mehr mit allen Mitteln versuchen, weiterzukommen. Die Parteiarbeit will ich weitermachen, aber ein politisches Amt strebe ich nicht mehr an. Ich will mehr Zeit für mich, mehr Zeit zum Lesen und Wandern. Ich will weniger mit Kollegen ausgehen, sondern vermehrt Zeit mit meiner Familie verbringen.‹

Es war wie ein Puzzle, das mit jedem neuen Teil ein klareres Bild ergab. So habe ich meine neue Lebensform gefunden und konnte ein neues Leben beginnen. Zu wissen, wo und wie die Kräfte einsetzen, wo loslassen, wo sich bemühen und wo sich zurücknehmen, gab eine klare Ordnung: Einmal die Woche Sport treiben genügt, im Sportverein will ich mich nicht mehr engagieren, die Vorstandsarbeit lege ich nieder.

Der Aufwand für das Bemühen um die neue Lebensform lohnte sich, weil ich etwas bekam, was mir Lebensfreude und Lebensqualität zurückgab: Es lohnte sich wieder zu leben. Vorher war es nur Kampf, waren es Versagen und Enttäuschung. Ich drehte mich im Kreis, verlor Zufriedenheit und am Ende mich selbst.«

Die Angst- und Schmerzspirale durchbrechen

Im Zusammenhang mit den Schmerzen spielt, wie schon mehrfach in diesem Buch hervorgehoben, die Angst eine große Rolle. Die Angst ist einer der größten Schmerzverstärker (s. »Chronische Schmerzen wecken Angst« in Kapitel 1).

Die Angst ist nicht fassbar und entzieht sich dem Willen und der Kontrolle des Menschen. Sie hat eine Art Eigenleben. Man kann nicht sagen: »Ich will keine Angst haben.« Das nützt nichts. Im Gegenteil: Je mehr man sich der Angst entziehen will, umso mehr setzt sie sich durch, beißt sich fest und nimmt immer mehr Raum ein. Sie zwingt den Menschen, sich mit ihr zu beschäftigen, und wird dadurch für ihn immer realer, wahrer und handlungsbestimmender. Mit der Angst werden auch die Schmerzen größer und raumfüllender. Die Angst verstärkt den Schmerz und macht ihn intensiver fühlbar. Sie kann übermächtig werden, sodass man sich immer hilfloser und ohnmächtiger ihr und den Schmerzen ausgeliefert fühlt. Deshalb ist die Angst so zentral im Zusammenhang mit den Schmerzen. Angst und Schmerzen bilden eine verhängnisvolle Verbindung oder auch Verstrickung.

Angst wie Schmerzen sind subjektive Befindlichkeiten. Sie entziehen sich einer objektiven Erfassung und sind gerade deshalb für den Menschen so bedeutsam. Je weniger kontrollierbar und erklärbar die Schmerzen sind, umso größer wird die Angst. Und Angst macht, dass man sich auf den Körper fixiert und jede Schmerzbewegung wie durch ein Vergrößerungsglas betrachtet. Je mehr man in diesen Sog hineingezogen wird, umso stärker und übermächtiger werden Angst und Schmerzen. Dann spielt es auch keine Rolle, ob es das Schmerzgedächtnis ist, das verantwortlich ist für die momentan erfahrenen Schmerzen oder eine akute körperliche Schmerzmanifestation.

Die Verstärkung der Schmerzen steigert wiederum die Angst, sie wird für den jeweiligen Menschen noch drängender, noch realer und noch begründeter. Dieses Anwachsen von Angst kostet Kraft und erschöpft einen immer mehr. Und je erschöpfter der betroffene Mensch, umso mehr kann die Angst durch alle Ritzen und Löcher eindringen und Besitz von ihm ergreifen. Schmerzen und Angst können sich so weit hochschaukeln, dass man in allem blockiert und gelähmt wird. Diese Angst-Schmerz-Spirale ist für den leidenden Menschen verhängnisvoll, weil er sie häufig erst spät erfasst und dann keinen Weg mehr sieht und keine Mittel zur Hand hat, sie zu durchbrechen.

Wenn der betroffene Mensch realisiert, dass es nicht primär um die Schmerzen, sondern um ihn selbst geht, dass er gefragt und es wert ist, bei sich genau hinzuschauen und nicht immer und sofort nur auf die Schmerzen, dann macht er die Erfahrung, dass sich etwas verändert. Wenn man sich selbst zum Thema macht, rücken die Schmerzen in den Hintergrund, ist anderes im Blickpunkt und dreht sich die Aufmerksamkeit um anderes. Dann verliert auch das Schmerzgedächtnis seinen Einfluss. Wenn man die Perspektive seiner Wahrnehmung verändert, verändert sich auch die gefühlte Intensität der Schmerzen. Und man macht die Erfahrung, dass man sich weniger ausgeliefert fühlt und deshalb auch weniger Angst hat – und mit weniger Angst das Schmerzempfinden nachlässt. Zu erfahren, dass die Angst-Schmerz-Spirale sich nicht immer weiterdreht, sondern man es selbst in der Hand hat, sie zu stoppen und umzukehren, macht Mut und gibt Sicherheit. Sich selbst zum Thema machen, selbst das Herzstück seines Denkens und Ton- und Taktgeber seines Umganges mit Schmerzen werden, sind die größten »Angst- und Schmerzkiller« (s. auch »Wenn Schmerzen ein Eigenleben führen« in Kapitel 2).

Gespräch mit Frau G.: »*Für mich ist die Angst schlimmer als die Schmerzen. Die Angst hat etwas Unkontrollierbares. Das im Gegensatz zu den Schmerzen. Schmerzen kann ich steuern, indem ich mich zum Beispiel ablenke, mich bewusst auf etwas anderes konzentriere. Ich habe da so meine Technik. Das gelingt auch meistens. Wenn ich die Ursache kenne und mir den Weg zurechtgelegt habe, fühle ich mich viel freier und kann loslassen. Sonst verkrampfe ich mich in den Schmerz.*«

Wenn man eine Vorstellung davon hat, welche Etappenziele man erreichen will und was dafür in der nächsten Zeit zu unternehmen ist, macht es einen ruhiger und gefasster. Wenn man weiß, wie man sich verhalten und was man als Nächstes angehen will, dann geht es einem besser, dann ist man entlastet. Wenn man sich die Hauptrolle in seinem Leben gibt, verschieben sich die Machtverhältnisse in der Beziehung zu den Schmerzen. Sich bewusst von den Schmerzen abzuwenden, verändert das Schmerzempfinden massiv und damit wird es leichter, die Schmerzen zu ertragen und mit ihnen zu leben. Wenn sie nicht mehr so zentral sind, wenn sie an Bedeutung verlieren, erlebt man sie auch nicht mehr in gleichem Maß bösartig und zerstörerisch.

Frau G.: *»Wenn ich den Schmerz kenne und einordnen kann, dann kann ich die Schmerzen beiseiteschieben. Sie sind nicht mehr im Fokus, treten automatisch in den Hintergrund, anderes hat wieder Platz. Dann ist der Schmerz nicht mehr so wichtig, dann werde ich trotz Schmerzen ruhig und kann aufhören, mir die schlimmsten Szenarien auszudenken.*

Hier kann mir der Arzt sehr helfen. Die Schmerzen, deren Herkunft und Ursache ich nicht kenne, machen mir Angst. Wenn ich nicht weiß, ob die Schmerzen schlimm sind oder normal und dazugehören, dann komme ich nicht mehr los. Dann muss ich immer daran denken und die Schmerzen kontrollieren. Die Ungewissheit macht Angst, lässt mich nicht los.

Wenn ich Angst bekomme, verstärken sich die Schmerzen ums x-Fache. Dann muss ich reden und reden. Es ist die Angst, nicht zu wissen, wo der Schmerz hinführt: Kann das zu Krebs führen oder ist dies bereits eine unheilbare Krankheit? Werden die Schmerzen immer schlimmer, dass ich nicht mehr zu Hause leben kann oder mein ganzes jetziges Leben aufgeben muss? Kann ich daran sterben?«

Diese Ausführungen zeigen, wie wichtig es ist, eine Grundausrichtung zu haben und zu wissen, was einen beruhigt und wie, wo man die Schmerzen einordnen und Antworten finden kann auf Fragen wie: *»Was kann auf mich zukommen, welchen Verlauf können die Schmerzen nehmen? Was ist möglich, was für Alternativen gibt es?«*

Wenn jemand sehr viel Sicherheit und Absicherung braucht, können Gespräche mit den Ärzten oder Ärztinnen über mögliche Verläufe und Prozesse oder Prognosen Sicherheit und Ruhe vermitteln. Zu wissen, dass es keine absolute Sicherheit gibt und alles an Entwicklungen möglich ist, sollte die Mediziner nicht daran hindern, den Patienten Auskunft zu geben – mit all diesen Einschränkungen –, wenn es für diese wichtig ist.

Bei Frau G. klingt das so: *»Habe ich das Wissen darüber, kann ich mich mit den Schmerzen auf eine angstfreie und versöhnliche Art abgeben. Und vor allem kann ich mich wieder anderem zuwenden. Ich weiß* *jetzt, wo ich stehe und wie es weitergeht. Ich weiß, dass ich keine Angst zu haben brauche. Ich bin wieder frei für andere Themen des Lebens. Vorher machten die Gedanken um die Schmerzen einen Großteil meines Lebens aus. Jetzt kann ich loslassen. Physisch ist der Schmerz noch da, psychisch aber kann ich ihn loslassen, mich abwenden, mich von ihm entfernen und mich anderem zuwenden. Ich werde gelassener und ruhiger.«*

Mit dem Einordnen nehmen die Schmerzen wieder eine gemäßigtere Dimension an, obwohl sie trotzdem riesig sein können. Aber der oder die Einzelne merkt den Unterschied und vor allem auch, dass man selbst etwas verändern kann, dass es an einem selbst liegt, welche Dimensionen die Schmerzen annehmen, wenn sie mit Angst förmlich aufgebläht werden. Die Erfahrung, dass man selbst etwas verändern kann und die Schmerzen nicht einfach nur gegeben sind, verändert die Sicht. Die Schmerzen sind nicht mehr in Stein gemeißelt und entziehen sich dem persönlichen Einfluss.

Nein, der Mensch kann etwas bewirken – man kann die Schmerzen vergrößern oder verkleinern. Beispielsweise damit, dass die Schmerzen ein Maß annehmen, dass man wieder Kraft hat, sich von ihnen abzulenken, sie weniger zu beachten und sich auf anderes zu konzentrieren. Im Bewusstsein »*Ich muss wissen, woran ich bin und wie es weitergeht*« macht der oder die Leidende all die Schritte, die nötig sind, um zu der gewünschten Sicherheit zu kommen. Wenn man Antwort auf die Frage »*Was nimmt mir Angst und was gibt mir Sicherheit?*« gefunden hat, weiß man besser, wie man mit den Schmerzen umgehen kann. Sie sind nach wie vor da, haben aber nicht mehr die gleiche Bedeutung und Kraft. Sie sind auf ein Maß zusammengeschrumpft, mit dem man umgehen kann.

Wer so mit sich umgehen kann, dass die Angst zurückgeht, weil er die Angst vor der Angst verliert und nicht mehr so beeindruckt ist von ihr, realisiert, dass er etwas zu sagen hat und den Schmerzen nicht einfach ausgeliefert ist. Auch nicht mehr fragen zu wollen, wie es weitergeht, wie gut oder schlecht die Chancen stehen, sich nicht mehr mit den Schmerzen gedanklich beschäftigen wollen, kann für viele ein hilfreicher Weg im Umgang mit den Schmerzen sein. »*Jetzt geht es um mich*« heißt für viele Menschen, Ordnung und Sicherheit zu schaffen in ihrem Leben, Übersicht und Kontrolle zu haben über ihr Leben, auch wenn sie genau wissen, dass diese nur relativ und situativ sind.

Nicht der Kampf gegen die Schmerzen, sondern das Bejahen der Schmerzen und das Suchen nach einem für einen selbst stimmigen

Umgang führt dazu, dass die Schmerzen in den Hintergrund treten, sich weniger penetrant zu Wort melden und um jeden Preis gehört werden wollen. Und es sind auch nicht mehr einfach nur die Schmerzmedikamente, die es richten müssen. Menschen, die diesen Zusammenhang erfasst haben, sind meist erleichtert, weil sie erstmals erfahren, dass sie stärker sind als die Schmerzen, woher diese auch kommen mögen.

Angstabbau heißt nicht, einfach hinnehmen, geschockt und gelähmt sein, sondern:

»*An mir liegt es, wie sehr mich die Schmerzen tyrannisieren und mein Empfinden diktieren. Oder ob ich einen Weg finde, sie in einem Maße und einer Stärke auszuhalten, die mir einen erträglichen Umgang mit ihnen ermöglicht.*«

»Es geht um mich« heißt: Aktiv werden, nicht im Sinne von davonlaufen, die Augen verschließen und so tun, als wenn nichts wäre. Auch nicht in einen leeren Aktionismus verfallen, um sich zu beweisen, dass man noch lebt. Sondern, aktiv werden im Sinne von sich ernst nehmen, sorgsam mit sich umgehen und Grenzen respektieren. Mit sich zusammen Wege suchen, um freier und weniger belastet den Alltag zu bewältigen.

Es geht darum, sich nicht mit dem Schmerz zu versöhnen, sondern mit seiner eigenen Existenz. Es geht um einen neuen Zugang und Umgang mit den Schmerzen. Das ist der Weg des leidenden Menschen zu mehr Sicherheit und Festigkeit in sich selbst: Je mehr man bei sich ist, je sicherer man sich in sich fühlt, desto mehr verschwindet auch die Angst, und mit der Angst werden auch die Schmerzen schwächer.

6. Phase 3: »GPS« – die ganz persönliche Strategie

Wie Einzelne mit ihren Schmerzen umgehen

Ein Klient von mir hat seit Jahren schlimmste Schmerzen, welche die Ärzte nicht in den Griff bekommen. Wie geht er mit sich um, wie denkt er:

»Ich gebe nicht auf und konzentriere mich auf das Wesentliche und darauf, was möglich ist. Ich weiß, dass es nicht immer nur gut gehen kann. Ich weiß, ich habe gute und schlechte Phasen. Ich weiß, das ist mein Leben, und darauf stelle ich mich ein. Es geht auf und ab. Ich nehme meine Schmerzen und mein Leben so hin. So ist es, was will ich da groß verändern?

Anderen geht es noch schlimmer. Immerhin kann ich mich noch bewegen und einige Schritte gehen. Lesen und Fernsehen geht auch noch, und da habe ich noch meine Kinder. Die sorgen sich rührend um mich. Ich bemühe mich immer, das zu sehen, was geht, und nicht, was nicht mehr geht. Ich will meinen Kindern ein Vorbild sein und es ihnen nicht noch schwerer machen.«

Ein anderer Klient, der kaum mehr atmen konnte und nur noch selten aus dem Haus kam, sagte mir:

»Die Schmerzen können mich zwar plagen, aber sie vernichten mich nicht. Ich bin stärker. Je mehr sie an mir zerren, umso stärker werde ich, umso störrischer. Ich will mir und den anderen beweisen, wer stärker ist.

Schmerzen, das schafft ihr nicht! Mich brechen, mir den Lebenswillen, die Zuversicht und den Optimismus nehmen, mich zu einem jammernden Menschen machen, der alles hinwirft und nicht mehr richtig lebt. Das werdet ihr niemals erreichen. Da beißt ihr euch die Zähne aus. Mein ganzes Leben habe ich noch nie aufgegeben. Auch wenn es schwierig war, habe ich mich durchgebissen. Ich habe einen Sohn durch einen Unfall verloren und meine Frau ist früh an Krebs gestorben. Das war ganz, ganz schwierig. Aber das Leben ist weitergegangen und ich bin nicht daran zerbrochen.

Was ich an Schwerem erlebt habe, hat mir anfänglich den Lebensmut genommen. Alles kam mir so leer und sinnlos vor. Als ich ganz tief unten war, habe ich angefangen mich zu fragen: ›Wer bist du denn, dass du aufgeben willst, was ist aus dir geworden?‹ Ich begann wieder Sport zu treiben, Bücher zu lesen, ging regelmäßig in einen Abendkurs für eine Sprache, die mich schon immer interessierte und von der ich wusste, dass ich sie nie werde anwenden können. Ich lernte dort interessante Leute kennen, mit denen ich mich auch außerhalb traf. Ich habe meine Frau und meinen Sohn nicht vergessen, aber ich habe wieder angefangen zu leben, mein Leben zu leben. Und das will ich nicht mehr aufgeben, auch wenn ich die Kontakte zu den Kollegen auf ein Minimum eingeschränkt habe. Aber ich habe das Fernsehen, Bücher und ab und zu das Telefon. Ich habe es damals geschafft, wieder aufzustehen, und diesmal lasse ich es gar nicht mehr so weit kommen, dass ich so sehr den Mut verliere. Ich weiß, dass ich das kann, und ich werde es mir auch beweisen.«

Eine Klientin mit Verbrennungen an der Zunge aufgrund von Überbestrahlungen hat klare Vorstellungen vom weiteren Leben:

»Ich habe lange gewartet und gehofft, dass die Schmerzen nachlassen. Nachdem ich mich entschieden habe, eine Zweitmeinung einzuholen, weiß ich nun, dass alle Geduld und die ganze Warterei vergebens waren. Was aber ist in der Zwischenzeit passiert? Ich habe abgenommen, meine Gesichtszüge sind hart geworden und die Haut schlecht. Von den Haaren gar nicht zu sprechen. Eines ist mir klar, denn auch wenn ich meine Schönheit nicht zurückholen kann, will ich alles tun für meine Haut, meine Figur und überhaupt für mich. Ich will wieder zu mehr Selbstsicherheit und damit auch zu einer anderen Ausstrahlung gelangen. Ich will wieder an mir und meinem Körper Freude haben und auch, dass mein Mann mich wieder attraktiv findet. Ich will mit ihm körperlich wieder zusammenkommen und etwas von der Sexualität leben, die uns vor Jahren so viel Freude bereitet hat.«

Drei kleine Beispiele, wie Menschen unterschiedlich mit Schmerzen umgehen und wie verschieden ihre Strategie ist, die sie für sich gefunden haben. Sie zeigen auch, wie sehr ihre ganz persönliche Haltung den Schmerzen gegenüber Ausdruck ihrer Lebenseinstellung ist. Sie nehmen ihr Leben in die Hand, indem sie sich so darauf einstellen, wie es für sie stimmt und ihrem Charakter und Lebensstil entspricht. Man hört aus ihren Worten die Überzeugung und die Bestimmtheit, mit der sie ihre Lebensstrategie leben.

Prioritäten setzen

Jetzt, in der dritten Phase der chronischen Schmerzentwicklung, geht es um grundsätzliche Entscheidungen für mehr Selbstbestimmung und Lebensqualität. Es geht um die ganz persönliche, nachhaltige Strategie des oder der Betroffenen im Umgang mit sich und dem eigenen Leben. Es sind wiederum Fragen, die helfen können, die jeweils persönliche Strategie im Umgang mit den Schmerzen zu finden und damit eine neue Lebensform und das, was für einen Lebensqualität bedeutet, zu definieren. Fragen kommen und gehen. Es gibt aber welche, die tauchen immer wieder auf, auch wenn man sie nicht bewusst sucht. Sie drängen sich einem auf, werden durch Erfahrungen genährt und zeigen einem auf diesem Weg die Bedeutung, die sie für das Leben haben.

Wie kann ich mit mir umgehen, damit ich mich auch gedanklich stärker von den Schmerzen distanzieren kann, um ein freieres und unabhängigeres Leben führen zu können?
Was muss ich machen, damit ich zu einer bleibenden Umgangsart mit mir komme, die ich auch nicht verliere, wenn es mir schlechter geht, wenn ich Phasen durchlebe mit unerträglichen Schmerzen und mit Ängsten, die größer werden, und mit einer Zuversicht, die immer kleiner wird?
Was muss ich ändern, um nicht bei jeder neuen Situation meinen Umgang mit den Schmerzen korrigieren zu müssen?
Wie gelange ich zu mehr Konstanz und Stabilität in meinen Stimmungen und zu mehr Zuversicht in meinem gesamten Leben?

Die Beschäftigung mit diesen Fragen ermöglicht es, zu Einsichten und Antworten zu gelangen, die *fundamentaler, persönlicher und existenzieller* sind als alles, was man bisher gedacht und sich gefragt hat. Man kommt zu Antworten, die direkt mit einem selbst und dem eigenen Leben zu tun haben und die über den Umgang mit Schmerzen hinausgehen. Für viele Menschen ist es das erste Mal, dass sie sich so über sich und ihr Leben Gedanken machen. Ein Gespräch mit sich selbst könnte in etwa so lauten:

»Mein Umgang mit den Schmerzen muss sich nach mir richten. Ich muss entscheiden, was ich den Schmerzen opfern und was ich auch trotz der Schmerzen nicht abgeben will. Es muss ein Umgang sein, der mir entspricht, der mich nicht noch mehr kostet, sondern mir hilft, mich auf das zu konzentrieren, was mein Leben wichtig und wertvoll macht.

Ich möchte Leitplanken in meinem Leben setzen, an denen ich mich halten und orientieren kann und die konstant und nachhaltig sind, die mir das Gefühl und das Bewusstsein geben, ein gutes Leben, ein von mir gewähltes Leben führen zu können. Ich will nicht im Gefühl leben, ein Leben zweiter Klasse, ein ungenügendes Leben führen zu müssen, eines, das ich so gar nicht will und das ich nur lebe, weil es mir von den Schmerzen aufgezwungen wurde.«

Darüber hinaus gelangt man zu Fragestellungen wie:

Was gehört zu einem Leben, von dem ich sagen kann, dass es mein Leben ist und dass ich es gerne lebe?
Was macht mich aus und woran will ich mich in Zukunft halten?
Was kann mir in meinem Leben Sicherheit und Zufriedenheit vermitteln?
Wo will ich meine Kräfte einsetzen?

Antworten auf diese Fragen führen meistens dazu, dass man anfängt, Ordnung in sein Leben zu bringen, Unwichtiges, Unbefriedigendes und Belastendes zu entsorgen und aus der Agenda zu streichen. Dazu gehören etwa Kontakte, die man als einseitig und leer empfindet und nicht mehr weiterführen will, aus Vereinen auszutreten, eingefahrene Gewohnheiten zu streichen, Rituale und gewohnte Hobbys über Bord zu werfen. Man könnte diesen Teil der Neuorientierung auch überschreiben mit »entrümpeln und reduzieren« – auf das, was sich für einen lohnt, einem wichtig und lieb ist. All das, was an Ballast und an Überforderungen sich im Leben breitgemacht hat, zu entsorgen.

Wer mit den Kräften haushalten muss, kann es sich nicht leisten, großzügig mit ihnen umzugehen. Er muss sich auf Wesentliches beschränken, auf das, was er als für sich als wichtig erkennt. Er muss Prioritäten setzen, und zwar indem er sich klar und eindeutig für sich entscheidet. Er entscheidet sich bewusst für ein Leben, das seine Handschrift trägt und bei dem es um ihn und um seine Zufriedenheit geht. Anfänglich intuitiv entwickeln sich diese Gedanken hin zu dem Entschluss, bei sich und nicht bei den Schmerzen anzusetzen. Der leidende Mensch geht diesen Prozess oder Weg sehr bewusst und zunehmend entschiedener. Die Weichen müssen vollständig anders gestellt werden – darum geht es.

Vielen Menschen ist klar, dass sie, wenn die Schmerzen unerträglich werden, eine Art Auszeit brauchen, bevor sie in der Lage sind, eine neue Lebensstrategie zu entwickeln. Sie tun alles, um diese schwierige Phase zu überstehen und gestehen sich – ohne Schuldgefühle und Selbstvorwürfe – ein, zunächst von der Hand in den Mund zu leben. Sie sind einfach nur froh und dankbar, über die Runden zu kommen im Bewusstsein, später ein für sie neues Leben aufnehmen zu können.

Die Vorstellung einer anderen und neuen Lebensstrategie ist also nur dann für den betroffenen Menschen hilfreich, wenn er sich auch die Erlaubnis gibt, sie für eine Weile zu suspendieren, um sie dann später als neuen Lebensfaden weiterzuführen. Das kann bedeuten, dass jemand, der sich vorgenommen hat, trotz der Schmerzen die wöchentliche Runde mit den Freunden zu besuchen, sie mit ruhigem Gewissen über Wochen oder gar Monate ausfallen lassen darf. Und zwar im Bewusstsein, dass es für ihn jetzt wichtiger ist, darauf zu verzichten, als darauf zu beharren, und er sich dann an den Treffen wieder beteiligen kann, wenn er selbst dafür wieder bereit ist. Das macht ruhig und versöhnlich. Man nimmt sich ernst, hört auf sich und richtet sich an neuen Zielen aus. Eine solche Lebensstrategie – die ich in Anlehnung an das entsprechende Navigationssystem »GPS« nenne – führt einen ohne Verzweiflung und Auflehnung auch über all die unerwarteten Einbrüche und problematischen Phasen hinweg.

Der neue Umgang mit sich und den Schmerzen ist ein aktives sich mit sich Beschäftigen und verhindert damit auch ein Vermeidungsverhalten, in das man unbemerkt und fast automatisch immer dann gerät, wenn man sich seiner strategischen Einstellung zu einem neuen Leben nicht bewusst ist. Den Schmerzen auszuweichen, ist ein zwar nachvollziehbares Verhalten, für den betreffenden Menschen aber gefährlich und destruktiv.

Der Weg zu einer maßgeschneiderten Lebensstrategie

Der betroffene Mensch kommt nicht um die Schmerzen herum, und auf die Dauer nur von der Hand in den Mund zu leben und sich jeweils aus dem Augenblick heraus zu entscheiden, funktioniert nicht lange. Das Auf und Ab, das Wissen und Nichtwissen und nie wirklich klarzusehen, wie man mit den Schmerzen umgehen soll, nicht zu wissen, was richtig oder falsch, hilfreich oder schädlich ist, kostet Kraft, schafft zu viele Zweifel und Unsicherheiten, um zur Ruhe zu gelangen. Sich vorzukommen wie ein führerloses Boot im Sturm trägt nicht auf lange Sicht. Etwas muss geschehen, jemand muss die Führung übernehmen.

Sich auflehnen, resignieren, sich stark und dann wieder schwach fühlen, aufgeben und sich dagegen wehren, schwächt einen. Hoffen und enttäuscht sein, versagen und sich immer wieder neu motivieren kostet zu viel Kraft, verbraucht und höhlt aus. Ein solches Leben erschöpft und macht einen auf Dauer »kaputt«.

Es braucht deshalb klare Entscheidungen, eine klare Linie, eine *Strategie*, um nicht immer wieder von Neuem von den Schmerzen gebremst und bestimmt zu werden. Der Wunsch, sich auf etwas berufen zu können, das hält – auch wenn man es zwischendurch wieder aus den Augen verliert oder man daran zweifelt und unsicher ist –, wird immer drängender. Der Wunsch wird lauter, sagen zu können:

»Es gibt etwas, das für mich stimmt, das mir und meinem Charakter, meinem Temperament entspricht und das da ist, um mir das Leben und den Alltag zu vereinfachen. Ich will nicht immer wieder neu bei ›Adam und Eva‹ beginnen, mich nach außen hin orientieren und beeinflussen lassen, um doch zu merken, dass es mich überfordert oder mir einfach nicht entspricht.

Ich brauche etwas, das all die Stürme, all die Schwankungen übersteht und trotz allen Zweifeln bestehen bleibt. Ich kann nicht mehr einfach so dahinleben und mich von den Schmerzen treiben lassen. Das bin nicht ich, so stelle ich mir mein Leben nicht vor. Nur reagieren, nicht agieren und entscheiden – eine Nussschale in den Wogen des Meeres. Es kann doch nicht mein Leben sein, wenn ich nichts zu sagen habe und willenlos den Vorgaben von anderen gehorche, seien es nun die Schmerzen oder die Anordnungen der Ärzte.«

Eine Strategie, die maßgeschneidert ist, die zu diesem Menschen passt und nicht ständig verändert und angepasst werden muss, kann gefunden werden über die Fragen:

Worum geht es mir in meinem Leben?
Was will ich?
Was ist mir wichtig?
Was macht mich aus?
Wie will ich leben?

Diese Fragen beinhalten verschiedenste Aspekte und Facetten, die den jeweiligen Menschen in der Auseinandersetzung mit seiner Lebenssituation immer näher hin zu seiner maßgeschneiderten Lebensstrategie führen.

Was hilft mir, mich von den Schmerzen nicht besiegen zu lassen?
Woran halte ich mich über alle Wechsel der Schmerzen und dem Hin und Her der Stimmungen hinweg?
Was sind die Konstanten in meinem Leben, meine Leitplanken, an die ich mich in allen Lebenslagen halten kann?
Woran kann ich mich halten, wenn alles über mir zusammenbrechen will, wenn ich nahe am Aufgeben bin?
Was ist mein Notanker, wo sind meine Hilfen, auf die ich mich verlassen kann, wenn ich keine Kraft mehr habe, mich verliere im Fragen, Zweifeln und Verzweifeln?
Was hilft mir, wenn ich mich allein fühle und jede Antwort, die mir andere geben, mich nicht berührt und erreicht?

Mit dem Finden von Antworten auf all diese Fragen soll die neue Lebensstrategie allmählich ihre Form und Gestalt finden. Es soll Ruhe ins Leben des leidenden Menschen einkehren und Energie freisetzen für Neues, Konstruktives und Bereicherndes. Die klare Ausrichtung mit den Leitplanken soll aber nicht zu einem neuen Gefängnis werden, sondern im Gegenteil. Sie soll Korrekturen erlauben und Veränderungen – etwa bei Verbesserungen oder Verschlechterungen des körperlichen Zustandes, bei starken Schmerzanfällen oder unverhofft auftretenden Komplikationen. Es sollen auch Feineinstellungen vorgenommen werden können, wenn sich für die betroffene Person Werte und Bedeutungen oder Erfahrungen verschieben und andere Verhaltensweisen als wichtiger herausstellen, ohne das ganze System infrage zu stellen und ohne dass der klare Entschluss für sich selbst ins Wanken kommt.

Diese Orientierungshilfe nenne ich »GPS«. Die neue Lebensstrategie soll Freiraum schaffen, den betroffenen Menschen aus der Enge der Schmerzen und der Angst herausführen, und das ins Zentrum setzen, was ihm im Leben mit Schmerzen zentral und unverzichtbar erscheint.

Dem eigenen GPS folgen

Ich greife im Zusammenhang mit der Ausformulierung einer neuen Lebensstrategie in der dritten Schmerzphase auf den Begriff des »GPS« (Global Positioning System) zurück. Er stammt aus der Automobilbranche. Das Navigationssystem (»Navi«) führt den Menschen, wenn er sein Fahrziel eingegeben hat, sicher an sein Ziel. Dem GPS kann der Mensch vertrauen.

Das GPS ist ein System, das aufgrund einer Zielvorgabe dem oder der Fahrenden den Weg angibt, den er bzw. sie wählen muss, um an das vorher bestimmte Ziel zu gelangen. Man entscheidet sich für dieses Ziel und wird dann auf dem gesamten Weg dorthin akustisch und visuell geführt. Das GPS lässt einen nicht hängen, es ist präsent und verbindlich. Das Besondere ist, dass es einem den Weg auch dann zeigt, wenn Abweichungen, Umwege und Straßensperren den Weg blockieren. Das GPS ist nicht darauf angewiesen, einmal vorgegebene Straßen vorfinden zu müssen, damit das System funktioniert.

Und genau so sehe ich auch den Weg des Menschen von der Schmerzdominanz hin zur Selbstbestimmung. Der betroffene Mensch selbst legt das Ziel fest. Er bestimmt, wie er sein zukünftiges Leben gestalten will, wo er Schwerpunkte setzt, Prioritäten festlegt und was er aus seinem zukünftigen Leben streichen will. Auch wenn er weiß, wie er sein Leben leben will, ist es kein gradliniger Weg, den er geht. Dafür sind chronische Schmerzen zu dominant und man selbst nicht immer in Topform. Schmerzen schwächen, Schmerzen belasten, und chronische Schmerzen schaffen immer wieder einen Zustand, der einen an seine Grenzen führt. Es geht mal vorwärts, dann rückwärts, mal muss man kürzere oder längere Pausen einlegen, sei es, weil es einem so schlecht geht, sei es, weil man keine Kraft mehr hat, am Weg zweifelt und sich am liebsten einfach gehen lassen würde, müde von den ewigen Schmerzen und müde auch davon, was diese Schmerzen psychisch mit einem machen.

Um Gradlinigkeit oder gar Perfektion geht es also nicht. Vielmehr darum, sein eigenes Tempo zu wählen, Pausen zu machen und auf diese Weise bezogen auf sich und die vorhandenen Kräfte sich seinen Weg zu suchen. Dieser Weg ist auch ein Lernprozess, bei dem der betroffene Mensch seine Erfahrungen macht im Umgang mit sich selbst. Der Weg ist wichtig, noch mehr aber der Mensch.

Auch wenn der Weg meist mit Schwierigkeiten gepflastert ist und der Wunsch, aufzugeben und zu resignieren, häufig größer ist als die Überzeugung, weiterzugehen, ist der Weg machbar. Wichtig ist es, sich das Ziel, das man für sich klar und eindeutig formuliert hat, immer vor Augen zu halten und es auch bei den größten Schwierigkeiten nicht zu verwerfen.

Genau deshalb darf das Ziel, was man tun *muss*, damit es einem gut geht, auch nicht von anderen vorgegeben sein. Es soll ein *ganz persönliches* Ziel sein, das den eigenen momentanen Möglichkeiten angepasst und mit dem bisherigen Leben in Einklang zu bringen ist; das auch in

Zukunft, sollte es einmal eine schmerzfreie Zeit geben, weitergelebt werden kann. Ein solches Ziel kann zwischendurch an Konturen verlieren oder in Zeiten starker Verunsicherung scheinbar ganz verschwinden. Aber mit der Zeit macht man immer mehr die Erfahrung, dass ein solches Ziel oder, um im Bild zu bleiben, eine im GPS eingegebene Fahrtrichtung, nicht einfach so verschwindet, wenn es zuvor wirklich dem persönlichen Lebensentwurf entsprach.

Nicht aufzugeben, spendet Kraft und lässt die Überzeugung wachsen, auf dem richtigen Weg zu sein und dass es sich lohnt, den ganzen Aufwand auf sich zu nehmen. Es ist ein stimmiges und selbst gewähltes Ziel. Einen Weg zu gehen, der auf einen selbst und die jeweiligen Umstände zugeschnitten ist, ermöglicht es, sich auf sich zu verlassen, und bringt einem Selbstvertrauen und Ruhe. Deshalb lohnt sich auch der Einsatz. Es ist das Ziel und damit auch der Weg dorthin, der Zufriedenheit bringt und das Gefühl, Herr oder Herrin über sich selbst zu sein.

Die Kräfte zu bündeln, im Moment Unwichtiges zurückzustellen, die Energie auf ein Ziel hin zu mobilisieren, vermittelt das Gefühl, das *eigene* Leben zu leben – bei allen Schwierigkeiten und Einschränkungen. So gilt denn auch die Umkehrung des Satzes: »Wer sich spürt, wer Leben in sich spürt, verspürt auch weniger seine Schmerzen«, in den Satz: »Wer weniger Schmerzen spürt, verspürt auch wieder mehr Leben in sich.«

Das Leben wird auf diese Weise zu einem befriedigenden und spannenden Leben, zu einem wichtigen und wertvollen Leben, das nicht stillsteht oder auf einem Abstellgleis geparkt wurde. Es ist ein Leben, das man selbst wählt, das fordert und herausfordert und dessen roter Faden einen im Alltag leitet. Es ist ein wertvolles und würdiges Leben, das man nicht aufgeben will. Man spürt, dass man lebt, nicht irgendein Leben, sondern das, zu dem man *sich selbst* entschieden hat. Auf diese ganz persönlich erarbeitete Weise mit den Schmerzen zu leben, hat ganz wesentlich mit Würde zu tun und dadurch auch mit Lebensbejahung und Lebensqualität. Das anzustreben kann immer Motiv sein und Kraft geben zum Weiterleben.

Beim persönlichen »GPS« handelt es sich um eine *ganz persönliche Strategie* im Umgang mit den Schmerzen. Es ist der individuelle Lebensplan und das Rezept für ein zufriedenes und selbstbestimmtes Leben, das weniger auf die Schmerzen und mehr auf den Menschen ausgerichtet und abgestimmt ist. Es ist der Schlüssel für ein Leben,

das den Schmerzen Einfluss und Bedeutung nimmt und dem Menschen Kraft und Lebensfreude gibt.
Das GPS ist eine Ganz Persönliche Strategie, eben ein GPS.

Das GPS als neu gefundener Lebensplan, als ganz persönliche Strategie

Es geht in dieser dritten Phase um ein zielgerichtetes, persönliches Verhalten und Umgehen mit sich und seinem Leben. Um eine grundlegende Strategie, eine Lebensgestaltung, die den jeweiligen Menschen in seinen Entscheidungen und seinem Verhalten führt.

Leben mit Schmerzen ist ein Leben in dauernder Veränderung und geprägt von Unvorhersehbarkeit und Unberechenbarkeit. Und diese Wechsel – langsam oder abrupt – fressen immens Energie. Eine persönliche Strategie aber steht über diesen Wechseln, deshalb nenne ich sie auch Lebensstrategie. Es geht um eine grundlegende, verbindliche und nachhaltige Ausrichtung im Leben. Eine, die nicht immer neu gefunden werden muss und die wie maßgeschneidert zur eigenen Person gehört. Ein solches GPS ist für den betroffenen Menschen *seine* Orientierungshilfe, *sein* ganz persönlicher und viele Male überprüfter Kompass. Es handelt sich um ein System von persönlichen Verhaltensanweisungen und Bestätigungen. Es soll sein Leben erleichtern und ihm immer wieder sagen:

»Darum geht es jetzt,
das ist jetzt wichtig,
das hast du für dich herausgefunden und gemerkt.«

Gerade dann, wenn es im Leben schwierig ist, soll die neue Lebensstrategie dem Menschen helfen und ihn entlasten. Genau dann, wenn er sich überfordert fühlt und an seine Grenzen stößt, soll er sich darauf berufen und abstützen können.

Dieses System bestimmt die Route nicht zuletzt auch bei schlechtem Wetter:

»Dann, wenn du desorientiert und mit den Nerven am Ende bist, wenn du nicht mehr weiterweißt und vielleicht sogar aufgeben willst, führt dich das GPS und hilft dir, auch diese Situationen meistern zu können, weil du dich zurückbesinnen kannst auf das, was es dir genau in diesem Moment als wichtig und richtig anzeigt.«

Es geht beim GPS um einen neu gefundenen Lebensplan, einen persönlichen Lebensentwurf, wie man in Zukunft sein Leben mit den Schmerzen gestalten will. Es handelt sich um eine Langzeitplanung, die man selbst bestimmt und in der man sich selbst den zentralen Platz gibt und den Schmerzen nur noch eine Randposition einräumt. Es ist eine Entscheidung für ein Leben mit den Schmerzen, das den eigenen Lebensvorstellungen entspricht. Es geht für die betroffene Person nicht mehr nur um den Umgang mit ihren Schmerzen, sondern um die Gestaltung ihres Lebens und um ihre Selbstbestimmung und Selbstverantwortung. Und im weitesten Sinn geht es auch um ihre Würde, die sie sich auf diesem Weg zurückholt. Die Strategie beinhaltet eine Reihe von Entscheidungen ganz grundsätzlicher Art.

Sein eigenes GPS kann man nicht von irgendwoher übernehmen. Es ist ein Suchen und Finden und immer wieder neues Überprüfen, ob das, was man sich als mögliche Form des Umganges mit sich vorgestellt hat, auch wirklich brauchbar und wirksam ist. Entscheidend ist, dass man für sich eine Lebensstrategie findet, die man sich zutraut und die für einen auch langfristig so attraktiv bleibt, dass man es auch auf sich nimmt, sich immer wieder von Neuem für sie einzusetzen und bei der täglichen Umsetzung dabeizubleiben. Es ist nicht zuletzt auch deshalb eine maßgeschneiderte Neuorientierung, weil sie den physischen und psychischen Möglichkeiten des jeweiligen Menschen entsprechen soll.

Es gibt vieles, was in solch einen Prozess der Standortbestimmung und Strategiefindung hineinspielt. Viele Ebenen der eigenen Persönlichkeit sind dabei involviert. Es gibt viele bewusste und unbewusste Entscheidungskriterien, bis man die verschiedenen Elemente gefunden hat, die dann zusammen als Ganzes der eigenen Lebensstrategie eine Form geben. Nur ein paar wenige Beispiele:
- Es geht um Prioritäten im Leben, ums Unterscheiden von Wichtigem und Unwichtigem.
- Es geht darum, dass die neuen Einstellungen und Verhaltensweisen machbar, umsetzbar und stimmig sind.
- Auch darum, dass man sie will und sie einem etwas bedeuten, man sie als für sich wichtig und zu seinem Leben gehörend annimmt. Genau das ist, was Lebensqualität bedeutet und ausmacht.
- Die Entscheidungen müssen maßgeschneidert sein, Sinn ergeben und helfen, Stress und Enttäuschungen zu vermeiden.
- Sie sollen dazu beitragen, das Leben zu vereinfachen und gleichzeitig leichter und lebendiger zu gestalten. Dazu führen, dass man wieder

gerne lebt und Freude an sich und seinem Leben zurückgewinnt oder bewahrt.
- Manchmal ist es dafür auch nötig, Ballast abzuwerfen, sich zu trennen von dem, was für einen an Bedeutung verloren hat, was einem fremd geworden ist und nicht mehr zu einem passt.
- Die neue Strategie soll Erleichterung bringen und nicht neuen Stress und Druck.

»Ich entscheide – nicht die Schmerzen«

Bei der Bedienung eines GPS-Gerätes muss zuerst der Zielort eingegeben werden, bevor die Feineinstellungen (Adresse) vorgenommen werden können.

Bei der persönlichen Umsetzung der neuen Haltung gilt es ebenfalls, zuerst die Hauptstrategie zu definieren. Und die Hauptstrategie ist die persönliche Umsetzung der neu gewählten Haltung: »*Jetzt geht es um mich. Jetzt will ich mein Leben bestimmen.*«

Jeder Mensch hat die grundsätzlichen Fragen des Lebens:

Was will ich?
Was ist mir wichtig?
Was macht mich und mein Leben aus?
Wie will ich (anders) leben?

Auch tragen Variationen solcher grundsätzlichen Fragen an das Leben dazu bei, ein ganz *persönliches Profil* des Lebens zu formen:

»Was tut mir gut, was hilft mir?«
»Was will ich auf keinen Fall aufgeben? Was ist mir so wichtig, dass ich trotz der Schmerzen daran festhalten will und sogar bereit bin, mehr Schmerzen in Kauf zu nehmen?«
»Worauf kann ich verzichten, was kann ich zurückstellen?«
»Was macht für mich das Leben lebenswert?«
»Woran will ich mich in Zukunft festhalten?«
»Mit welchen Menschen will ich mich weiter treffen?«
»Welche Ziele will ich in meinem Leben weiterverfolgen?«
»Will ich all das, was ich mir bis dahin vorgenommen habe, weiterverfolgen?«
»Gibt es Reisen, die ich noch machen will, Neues, das ich noch beginnen will?«

Jeder Mensch hat andere, ganz persönliche Antworten auf diese Fragen. Jeder geht anders mit den Schmerzen um. Jeder hat einen individuellen Umgang, und jede Strategie besitzt eine eigene Identität. Damit bekommt das GPS eine persönliche Färbung, eine eigene Handschrift und damit ein ganz individuelles Gesicht. Es wird dem betroffenen Menschen zu seinem ganz persönlichen Kompass, an den er sich durch alle Höhen und Tiefen, in allen Phasen des Schmerzes und der Linderung halten kann. Es ist die neue Konstante seines Lebens, die Pfeiler, die die Ausrichtung seines Verhaltens stützen. Die Frage, was muss ich machen, damit es mir besser oder sogar gut geht, stellt sich schließlich gar nicht mehr. Diese Entscheidung, sich selbst zum Zentrum seines Lebens zu machen und sich die Hauptrolle zu geben, fokussiert und mobilisiert Kräfte: *»Ich habe ein Ziel, ich habe eine Bedeutung, ich habe Macht und Einfluss. Ich bin stärker als die Schmerzen. Nicht ich gehorche ihnen, sondern sie mir.«*

So befreit sich der betroffene Mensch aus der Abhängigkeit und Hilflosigkeit, aus Ohnmacht und Ausgeliefertsein und davon, sich nur als Opfer der Schmerzen zu sehen. Deshalb ist das GPS oder die ihm entsprechende Strategie so wichtig. Der oder die Betroffene kann etwas tun und ist stärker als die Schmerzen. Er/sie nimmt das Leben, das unter dem Einfluss der Schmerzen immer enger wurde, farbloser und beklemmender, in die eigenen Hände.

Den Schmerzen nicht mehr ausgeliefert zu sein, bedeutet auch, der Angst weniger unterworfen zu sein. Deshalb ist es so wichtig, zu seiner persönlichen Strategie zu finden. Das GPS oder die persönliche Strategie ist daher auch Antwort auf die Frage: *»Wie reduziere ich die Angst, was kann ich tun, damit mich die Angst nicht gefangen hält, sie immer mehr zunimmt und damit auch die Schmerzen verstärkt?«* Nur wenn er seinem GPS folgt, wird der betroffene Mensch sicherer, autonomer und gefestigter und damit resistenter gegen den Schmerz und die Ängste.

Und es sind wiederum die oben genannten Grundfragen, die jeden und jede eine individuelle Antwort finden lassen auf die Frage, wie man zu einer persönlichen Strategie im Umgang mit den Schmerzen kommt. Das müssen keine weltbewegenden Erkenntnisse sein, sondern können einfache Antworten und Entscheidungen sein, die einen Schritt für Schritt im Alltag auf dem eigenen Weg vorwärtsführen:

»Jeden Abend fernzusehen, tut mir nicht gut, das will ich ändern.«

»Zu lange telefonieren entzieht mir Kraft, die mir dann im Umgang mit den Kindern fehlt, dann bin ich ungeduldig und aufbrausend. Ich rege mich zu viel und zu schnell auf. Ich will mich bemühen, ruhig zu bleiben, und weniger meinen, die Gespräche führen zu müssen.«

»*Ich will mir nicht mehr so viel vornehmen und mich damit unter Druck setzen.*«

Im Alltag hat sich eine Frage als zweckmäßigste und hilfreichste Frage erwiesen, quasi die Quintessenz aller Grundfragen:

Worum geht es mir?

Es ist eine kurze Frage und sie ermöglicht eine kurze und prägnante Antwort. Die Frage »Worum geht es?« zielt auf das Wichtigste hin und genießt absolute Priorität. Die Frage ordnet für den jeweiligen Menschen all die Möglichkeiten, in denen er sich in diesem Moment verlieren könnte, und schafft auf diese Weise schnell eine Beruhigung: »*Ich bin wieder ich selbst. Ich weiß wieder, woran ich mich halten kann. Jetzt ist alles wieder klar.*« Man könnte ganz pathetisch sagen: »Worum geht es?« ist die Frage aller Fragen.

Die Feineinstellung des GPS

Bei den folgenden Beispielen geht es um differenziertere Verhaltensweisen, also um Feineinstellungen im GPS. Sie sollen den schmerzleidenden Menschen motivieren, sich der ganzen Fülle an Möglichkeiten zu öffnen, die ihm das System zur Verfügung stellt. Es geht um seine Lebensstrategie, die möglichst viel von dem abbilden und umsetzen soll, was ihm wichtig ist und was sein Leben für ihn ausmacht. Die Leitmotive »*Es geht um mich*« und »*Ich mache das für mich*« können ihn auf diesem Weg begleiten und unterstützen.

Ebenso das Bewusstsein und der Wille, verständnisvoll und nachsichtig mit sich umzugehen, anzunehmen, dass es nicht immer gelingt, man manchmal verzweifelt ist und zweifelt, ob man so überhaupt weiterkommt. Auch das Bewusstsein, dass Unsicherheit, Wut und Widerstand mit zum Weg gehören und normal sind. Wenn man damit rechnet, dass es nicht immer vorwärtsgeht, dass es Rückschritte und Aussetzer geben wird und man deswegen kein Versager ist, sondern dass diese Zustände normal und auch kein Zeichen dafür sind, dass man den falschen Weg geht oder nicht in der Lage sei, etwas zustande zu bringen, fällt das Aufstehen nach einem Stolpern leichter.

Denn selbst wenn man überzeugt ist von einer Sache oder einem Weg, heißt es nicht, dass sogleich alles gelingt und Zuversicht und

Sicherheit in Stein gemeißelt sind. Zu erfahren, dass man fallen und wieder aufstehen kann, zu merken, dass man immer wieder auf das angestrebte Ziel zugeht, gibt mehr Sicherheit, Zufriedenheit und Selbstvertrauen als ein Gelingen auf Anhieb.

Umgang mit Schmerzen
Ich will mich nicht mehr um die Schmerzen kümmern.
Ich höre nicht mehr auf die Schmerzen.
Mir ist schon wichtig, auf die Schmerzen zu hören.
Ich tue so, als ob ich keine Schmerzen mehr hätte.
Ich gehe freiwillig bis an die Schmerzgrenzen.

Umgang mit Therapien, Medikamenten und Ärzten
Ich nehme die Medikamente, so wie der Arzt es sagt.
Ich nehme die Medikamente noch bis zum Ende des Monats und dann höre ich damit auf.
Ich bespreche mit der Ärztin in einem Monat die gemachten Erfahrungen.
Ich will unbedingt eine Zweitmeinung.
Ich entscheide, wann ich den Arzt wiedersehen will.
Ich frage nicht, wie der weitere Verlauf ist.
Ich will alles über meine Beschwerden wissen.

Umgang mit sich selbst
Ich will verständnisvoll mit mir umgehen.
Ich will mich nicht überfordern und unter Druck setzen.
Ich möchte den anderen möglichst genau sagen, wie es mir geht, damit sie mich besser verstehen.
Ich muss über mich mit anderen sprechen können.
Wie es mir wirklich geht, geht niemanden etwas an; ich spreche nicht darüber.

Den eigenen Werten entsprechend leben
Ich gebe nicht auf.
Ich will meinen Humor nicht verlieren.
Ich will ruhig bleiben.
Ich will dankbar und bescheiden sein.
Ich will nicht verbittert und unzufrieden werden.
Ich will nicht zynisch werden.
Ich will auch für die anderen da sein.
Ich will weiter am Leben teilnehmen.

Ich will so viel Autonomie wie möglich: z. B. den Haushalt selbstständig führen, mich ohne Hilfe an- und ausziehen können, den Einkauf selbst tätigen.
Aber auch: Ich will so nicht mehr leben und mich deshalb auf ein Sterben hin orientieren, über dessen Zeitpunkt und Form ich bestimme.

Beziehungspflege
Ich will nicht immer nur als Patientin behandelt werden.
Ich will mehr Zeit mit meiner Partnerin verbringen.
Ich brauche mehr Zeit für mich.
Ich will nicht auf Sexualität verzichten.
Ich möchte meinem Mann nicht immer Auskunft geben müssen.
Ich will wieder andere, interessantere Gespräche führen.
Ich will mich nicht mehr immer schuldig fühlen.
Ich will mich nicht verantwortlich fühlen für das Wohlbefinden meines Partners.

Wichtige Kontakte
Ich will den Freitagsstammtisch nicht ausfallen lassen.
Max, Fredi und Tina will ich regelmäßig treffen.
Den Enkel will ich wie bisher einmal wöchentlich hüten.
Einmal täglich mit der Mutter zu telefonieren will ich beibehalten.
Einmal im Jahr zu meinem Bekannten nach Mailand zu reisen will ich mir nicht nehmen lassen.

Umgang mit Erschöpfung und Kräften
Ich will mehr auf meinen Körper hören.
Ich will nicht an meine Grenzen gehen, weil ich die Folgen nicht tragen will.
Grenzen sind dazu da, dass man sie überwindet.
Ich will stark sein, mich aber auch annehmen, wenn ich müde, ängstlich, traurig oder unzufrieden bin.
Ich lasse mir nicht sagen, was ich machen darf und was nicht.
Ich führe nur ein Telefonat pro Tag.
Ich verabrede mich nur einmal pro Tag, die Anzahl der Telefonate will ich nicht begrenzen. Ich bin froh um jeden Kontakt.
Ich nehme mir vor, mich nach dem Essen hinzulegen.
Ich gehe einmal die Woche zum Schwimmen.

Was ich aufgebe
Ich will frei sein und mich nicht mehr an irgendwelche Verpflichtungen binden.
Ich mache nur noch dort mit, wofür ich mich selbst entscheide.
Ich trete aus dem Verein aus.

Ich mache in der Nachbarschaftshilfe nicht mehr mit.
Ich besuche meine Eltern nicht mehr regelmäßig, vielleicht nur noch einmal im Monat.
Ich putze nur noch einmal monatlich.

Regelmäßige Aktivitäten
Ich will jeden Tag mindestens fünf Minuten meine Übungen machen.
Ich will mindestens zweimal die Woche einen Spaziergang machen.
Ich will einmal im Monat mit meiner Frau auswärts essen.
Ich will die Spiele meines Fußballvereins weiterhin regelmäßig besuchen.
Einmal im Monat will ich mich mit meinen ehemaligen Arbeitskollegen treffen.
Ich will keine Folge meiner Lieblingsserie auslassen.
Ich will mich jeden Tag eine Viertelstunde zurückziehen und mich befragen.

Spezielle und außergewöhnliche Aktivitäten
Ich will jeden Monat einmal eine Städtefahrt machen.
Jetzt will ich erst recht in die Politik.
Jetzt plane ich alles, was ich bis dahin aufgeschoben habe.
Ich will für einen Monat nach Spanien, um Spanisch zu lernen.

Auf diese Weise ergibt sich für jeden Menschen ein maßgeschneidertes GPS, mit »Daten« programmiert, wie er sein Leben neu gestalten will. Was wichtig und bedeutend, unwichtig und wertlos geworden ist. Und was im Wesentlichen das künftige Leben bestimmen soll. Der oder die Betroffene spürt:

- *»Das GPS macht mich wieder freier, unbelasteter und gibt mir wieder das Gefühl, dass ich es bin, der über mein Leben entscheidet.«*
- *»Es gibt mir das Gefühl wieder zu leben, dass es sich lohnt zu leben und dass das Leben auch für mich noch Gutes bieten kann.«*
- *»Mit dem GPS schaffe ich es, dass die Schmerzen nicht mehr alle meine Gedanken beherrschen und über mein Leben bestimmen.«*
- *»Mit dem GPS habe ich nicht mehr das Gefühl, immer nur dankbar sein zu müssen, wenn ich in gewissen Momenten zufrieden bin und meine Schmerzen vergesse.«*
- *»Mit dem GPS erspare ich mir sehr viel Energie, die ich zum Positiven in meinem Leben einsetzen kann.«*

Die ganz persönliche Strategie im Einzelfall

Für Herrn M. ist wichtig, dass er regelmäßig seine Freunde treffen kann. Auf die will er nicht verzichten. Dazu kommt, dass er es sich nicht nehmen will, regelmäßig die Nachrichten zu schauen. Bei Kontakten mit anderen Menschen will er sich selbst nicht zum Thema machen. Er findet Menschen fürchterlich, die nur von sich und ihren Schmerzen sprechen. Seine Strategie, die ihm das Gefühl gibt zu leben und nicht von den Schmerzen dominiert zu werden, lautet: »*Ich will weiter am Leben teilhaben, auch mit anderen, über Begegnungen und das Fernsehen. Ich will nicht klagen und jammern.*«

Frau L. will den Haushalt selbst erledigen, obwohl sie sich damit häufig überfordert. Unabhängigkeit trotz der Schmerzen ist für sie das Wichtigste. Regelmäßig ihre Freundin zum Tee in der Stadt zu treffen, gehört zu ihrem Leben. Genauso wie sie auf den Friseurbesuch alle zwei Wochen nicht verzichten will. Für sie gehören Unabhängigkeit und Selbstständigkeit, sich nicht zurückziehen und weiterhin ein möglichst normales Leben zu führen, zur Lebensqualität.

Herr S. möchte nichts mehr zu tun haben mit all den Vereinen, bei denen er Mitglied ist. Er gibt bei allen seinen Austritt bekannt und trifft nur noch seinen langjährigen Freund zum Schachspielen. Das genügt ihm und darauf will er nicht verzichten. Was er amtlich erledigen muss, will er noch nicht aus den Händen geben. Was das Einkaufen und den Haushalt betrifft, lässt er zu, dass ihm das andere abnehmen, auch wenn er nicht gern fremde Menschen in der Wohnung hat. Für Herrn S. ist wichtig, sein Leben trotz der Schmerzen zu meistern und nicht aus der Hand zu geben. Für ihn bedeutet das, selbst darüber zu entscheiden, langjährige Kontakte aufzugeben oder nicht, weiterhin die Kontrolle über alles Amtliche zu behalten und Entlastung von allem, was ihn belastet und nur Zeit nimmt.

Für sich eine Antwort auf die Schmerzen haben – also eine ganz persönliche Strategie, ein GPS, heißt für den leidenden Menschen, den Schmerzen den Platz in seinem Leben, die Bedeutung zu geben, die er ihnen geben will:
- Sein Leben so zu gestalten, dass er zufrieden sein kann, wie er sein Leben gestaltet, wie er sich seine Würde wiedergibt nach der Phase der Orientierungslosigkeit und Abhängigkeit.
- Seinem Leben Bedeutung und Wichtigkeit zu geben.

- Eine Gegenkraft aufzubauen gegenüber der Kraft der Schmerzen, man könnte auch sagen: eine Welt schaffen, in der die Schmerzen nur noch eine Nebenrolle spielen.
- Sich Raum zu schaffen fürs Leben, damit sich nicht mehr alles nach den Schmerzen richtet.
- Sich in seinem Leben so zu orientieren, dass die Aufmerksamkeit auf ihn als Person und seine konkrete Lebensplanung ausgerichtet ist und damit der Angst und den Schmerzen Platz und Bedeutung nimmt, genauso wie auch das *Schmerzgedächtnis* seine Wirksamkeit nicht mehr im gleichen Maß entfalten kann.

Das GPS ist ein klares und eindeutiges Ja zum Leben. Es ist ein Ja zu einem persönlichen und stimmigen Leben, in dem die Schmerzen wie auch die Zufriedenheit ihren zugewiesenen Platz haben.

Das GPS ist kein Selbstzweck

Immer geht es zuerst um den Menschen – und dann um das GPS. Das heißt, der einzelne Mensch ist wichtig und das GPS ist ihm Hilfe und bietet ihm Unterstützung. Der betreffende Mensch soll und darf jedoch nicht zum Sklaven des Kompasses werden. Es wäre ihm wenig geholfen, wenn er, nachdem er sich vom Diktat der Schmerzen befreit hat, sich dem GPS unterwirft. Das GPS ist kein Selbstzweck. Es gibt die Richtung und die Leitplanken vor. Die Entscheidung liegt aber jeweils bei dem betreffenden Menschen. Um ihn geht es.

Das Umsetzen der neuen Lebensstrategie, das Konkretisieren der im GPS festgelegten Leitgedanken im Alltag ist kein einfacher Prozess. Deshalb gibt es gewisse Punkte – man kann sie auch als Glaubenssätze bezeichnen –, die wichtig sind:

Was immer du machst, mach es so, dass es dich nicht überfordert.
Setze dich nicht selbst unter Druck.
Mach aus dem, was du willst, keine Pflichtaufgabe oder eine Prüfungsarbeit, die über »sein« oder »nicht sein« bestimmt.
Denke daran, dass jeder Schritt, den du machst, ein Schritt vorwärts ist.

Dazu gehört ebenfalls:

Gehe sorgsam mit dir um, verständnisvoll und wohlwollend.

Sei nicht streng mit dir, sondern motivierend und verständnisvoll.
Passe das Tempo deinem physischen und psychischen Zustand an.
Es geht um dich und nicht um die Perfektion einer Leistung oder um den Beweis, dass alles noch so geht wie vorher.

Mit dem Einrichten seines persönlichen GPS sagt man klar und unmissverständlich:
»Ich will nicht mehr Opfer sein, sondern mein Leben selbst gestalten. Ich bestimme über mein Leben und nicht die Schmerzen. Ich gebe den Takt und die Richtung an. Ich kenne mich am besten und ich will Verantwortung übernehmen, indem ich auf mich aufpasse und so viel mache, wie möglich und so viel, wie ich will und mir zutraue. Ich brauche eine klare Führung, und mit dem GPS kann ich mir die geben.«

Das GPS kann auch Leitgedanken oder Handelsmaxime zum Inhalt haben, die einen in einer ganz bestimmten Art führen. Es sind Orientierungssätze, die eine klare Richtung weisen, eine eindeutige Grundeinstellung verkörpern und daher häufig einen wesentlichen Teil des GPS ausmachen. Jeder der Leitgedanken hat für jeden einzelnen Menschen eine ganz persönliche Bedeutung und auch ein unterschiedliches Gewicht in seinem GPS. Für alle aber gilt, dass sie helfen sollen, sich gedanklich von den Schmerzen zu distanzieren und einen neuen Fokus im Denken und Handeln zu schaffen. Und diese Neuausrichtung gibt dem jeweiligen Menschen in seinem Handeln Sicherheit und motiviert immer wieder von Neuem, den Weg weiterzugehen.

Aus der Überlegung heraus, eine möglichst breite Palette an Möglichkeiten aufzuzeigen, folgen hier einige zusätzliche Beispiele, die jeden und jede persönlich motivieren können, die für sich auszuwählen, die zu ihm oder ihr passen und entsprechen.

Nicht mehr nur über die Runden kommen:
»Ich merke sehr genau, wenn ich nur noch dahinvegetiere, wenn ich nicht mehr wirklich lebe. Das will ich nicht. Da will ich gegensteuern, auch wenn ich noch nicht so genau weiß, wie das gehen soll. Ich kann mir aber sagen und darum geht es: ›Das will ich nicht, so will ich nicht leben, so will ich mich nicht erfahren.‹

Nur über die Runden kommen genügt mir nicht. Ich will mich mehr mit Kollegen treffen und ab und zu ein Bier mit ihnen trinken. Ich will wegkommen vom ewigen Vorsichtig- und Vernünftigsein, auch wenn ich es nachher büßen muss. Dann weiß ich wenigstens, weshalb es mir schlecht geht. Ich will auch nicht warten, bis es mir besser geht, Ich will es jetzt gut haben, jetzt schon eine Zigarette rauchen und eine Ausfahrt mit dem Auto machen – mögen die anderen noch so sehr den Kopf schütteln.«

Ich will leben und nicht aufgeben:
»Ich will, auch wenn die Schmerzen noch so stark sind, mich nicht nur mit ihnen beschäftigen. Das Zusammensein mit anderen Menschen soll nicht nur von meinem Leiden bestimmt sein. Auch Leichtigkeit, Humor und Lachen sollen Platz haben. Ich möchte auch nicht immer so eine negative Stimmung verbreiten, eine, der sich die anderen nicht entziehen können und die damit hineingezogen werden in den Sumpf aus Verzweiflung und Elend. Meine Schmerzen sind nicht ihre Geschichte und deshalb liegt es zuallererst an mir, mich um mich zu kümmern.«

Ich will ich bleiben und mich nicht verlieren:
»Ich halte mich nicht an irgendwelche schönen Gedanken oder Träume. Ich will aufhören, mir schöne Reisen vorzustellen, die ich nie machen werde. Ich denke, was ich denke; ich stehe dazu, was ich empfinde; was ich weiß und was ich nicht weiß. So bin ich bei mir, ganz nahe und spüre mich. Das ist meine Realität, das bin ich und das ist mein Leben. Ich will aufhören zu glauben, immer nur positiv denken zu müssen.
    Ich habe immer auch wieder Gedanken, alles aufzugeben. Ich will mir deswegen keine Vorwürfe mehr machen, sondern dazu stehen, dass ich diese Gedanken habe. Genauso wenig will ich mir Vorwürfe machen, wenn ich vor Verzweiflung und Schmerzen mich anderen Menschen gegenüber ruppig, unfreundlich und abweisend verhalte. Ich will mich nicht immer zusammennehmen und die anderen schonen.«

Ich will mein Leben so eigenständig und autonom wie möglich gestalten:
»Ich will aufhören, ständig Rat zu suchen bei den Angehörigen und dann doch zu machen, was ich will. Ich will Verantwortung für mich übernehmen und sie nicht immer an die anderen delegieren. Selbst Wege suchen, wie man besser mit sich und seinem Leben umgehen kann. Ich will die Wohnung ohne Hilfe in Ordnung halten und all das selbstständig erledigen, was möglich ist, auch wenn es ein Mehrfaches an Zeit in Anspruch nimmt.«

Ich will ehrlich sein zu mir und zu den anderen:
»Ich will mir nichts vormachen und mir nicht etwas einreden, nur weil es einfacher scheint, damit zu leben. Ich will ehrlich zu mir sein, auch wenn

es nicht immer einfach ist, der Wahrheit in die Augen zu schauen. Ich will mein Leiden auch nicht schönreden oder so tun als ob. Ehrlich und aufrichtig, so will ich mir und den anderen begegnen. Wenn ich Angst habe, habe ich Angst. Wenn ich verzweifelt bin, dann bin ich verzweifelt. Wenn ich nicht mehr weiterweiß, dann stehe ich dazu.

Was nützt es, wenn ich mir etwas vormache? Es fällt doch früher oder später in sich zusammen und gibt keinen Halt. Es sind Scheinsicherheiten, die zu nichts nütze sind. Wenn ich ehrlich zu mir stehe, dann werde ich nicht überrascht, dann kann ich mir wenigstens darin sicher sein und auch stolz, dass ich die Kraft und den Mut aufbringe, mir nichts vorzumachen. Ich will authentisch, wahr und klar sein in allem, was ich tue. Ich will für die anderen fassbar und echt sein.«

Jeder Mensch füllt »ehrlich sein« mit unterschiedlichen Inhalten. So hat jeder Leitgedanke auch unterschiedliche Bedeutungen und Ausrichtungen. Für die eine heißt es: »*Ich will auch zu meinen negativen Gefühlen stehen.*« Für einen anderen steht im Vordergrund: »*Ich will den anderen kein bestimmtes Bild von mir vermitteln. Ich will mich so zeigen, wie ich bin.*«

Ich will mich so geben, wie es für mich stimmt:
»*Ich will mich nicht so geben, wie ich glaube, mich verhalten zu müssen, damit die anderen mich gut und tapfer finden. Ich will mir treu sein, mich und den anderen nicht etwas vormachen. Ich möchte authentisch und echt sein, so, dass die anderen sich auf mich verlassen können und wissen, woran sie mit mir sind.*«

Ich will mir vertrauen:
»*Es ist mir wichtig, dass ich mich auf mich verlassen kann und dass ich das, was ich mir vornehme, auch durchhalte, unabhängig davon, wie stark die Schmerzen sind.*«

Der Glaube an Gott oder an eine höhere Macht steht bei vielen Menschen als eine häufig verwendete Konkretisierung der neuen Lebensform an erster Stelle. Auch hier gibt es verschiedene Aspekte und Ausprägungen. Jeder Mensch hat einen anderen Bezug und Zugang zum Glauben. Ich habe Menschen getroffen, denen der Gedanke »*Ich bin nicht allein*« so viel an Kraft und Ruhe gab, dass für sie vieles, was vorher bedrohlich und beängstigend war, in den Hintergrund trat. Es sind nicht wenige Menschen, die von jeher diese Überzeugung in sich tragen und mit dieser Gewissheit leben. Damit verbunden sind auch viele andere Überzeugungen:

Ich bin nicht allein:
»Gott trägt mit, er ist mit mir; Er versteht mich und hilft mir. Ich muss mit den Schmerzen nicht allein fertigwerden. Es ist immer noch jemand da, der hilft, der mich unterstützt.«
   »Er gibt mir Kraft, Mut und Zuversicht.«
   »Er schaut zu mir, ich bin in seiner Obhut. Er lässt mich nicht fallen. Ich kann mich auf ihn verlassen.«
   »Er will nur das Beste für mich. Er allein weiß, weshalb ich so leiden muss. Mein Leiden hat einen Sinn, der mir verborgen ist.«
   »Mein Leben liegt in seiner Hand, so auch mein Leiden.«
   »Gott liebt mich.«

Nicht allein zu sein und sich getragen zu fühlen gibt diesen Menschen einen Boden unter den Füßen und einen Halt, der sie über Leiden und Schmerz hinwegträgt und tröstet.

Der Mensch in Grenzsituationen braucht Leitplanken, braucht etwas, woran er sich halten kann in dem Unberechenbaren seines Lebens. Nachfolgend ein paar weitere solcher Richtungsweiser, die Gegenstand seines GPS, seiner ganz persönlichen Strategie, werden können.

Ich will mich berücksichtigen:
»Ich will mich nicht übergehen oder gar vergessen. Ich will meine Grenzen und Möglichkeiten ernst nehmen und berücksichtigen. Das heißt zum Beispiel, Gespräche beenden, wenn die Müdigkeit überhandnimmt, Aktivitäten meiden oder verschieben oder abkürzen, wenn ich merke, dass ich für alles zu viel Energie aufwenden muss.«

Ich will leben und trotzdem die anderen nicht vergessen:
»Meine Nächsten haben sich so für mich eingesetzt, dass ich in Zukunft alles versuchen werde, ihnen beizustehen, das Leben zu erleichtern und zu verschönern. Für die anderen da zu sein, gibt mir so unendlich viel.«

Für andere da zu sein kann für sehr viele Menschen zu einem ganz entscheidenden Lebensinhalt werden und ihrem Leben einen Sinn geben: für andere da zu sein, mit der eigenen Erfahrung anderen zu helfen oder auch zurückzugeben, was man von anderen an Hilfe und Unterstützung bekommen hat. Nicht immer nur um sich selbst kreisen.

Diese neue Lebensausrichtung bietet auch klare und eindeutige Anregungen, wie zum Beispiel sich immer wieder zu fragen: *»Wie geht es dem anderen; was kann ich für ihn tun; was braucht er im Moment; wo kann ich ihn entlasten?«*

Da sein auch für die Nöte und Ängste der anderen, ihnen Mut machen und ihnen zeigen, wie wichtig und wertvoll sie sind, gibt einem Menschen häufig mehr, als wenn er nur auf sich selbst schaut. Die Aufmerksamkeit auf andere Menschen zu lenken bedeutet, den Blick auf sich selbst zurückzunehmen. Sich für die anderen zu interessieren heißt, am Leben anderer teilzunehmen und nicht nur bei sich zu bleiben, sich zu öffnen und sich von den Schmerzen entfernen. Sich um andere zu kümmern verhindert, nur sich zu sehen und hart und egoistisch zu werden.

So, wie es wichtig ist, bei sich zu bleiben und dabei die anderen Menschen nicht aus den Augen zu verlieren, so wichtig ist es auch, wenn man sich vermehrt auf die anderen ausrichten will, sich selbst dabei nicht zu vergessen. Für den anderen da zu sein, darf nicht dazu führen, sich selbst zu vernachlässigen und aufzuhören für sich zu sorgen. Beim anderen zu sein heißt auch nicht, sich im anderen zu verlieren. Für sich sorgen und sich für sich verantwortlich zu fühlen hat nichts mit Egoismus zu tun, sondern ist Voraussetzung, um frei zu werden für andere. Ausgerichtet sein auf andere und gleichzeitig für sich selbst sorgen, diese Balance zu halten, schafft eine tiefe Zufriedenheit.

Ich will niemanden belasten:
»Ich will anderen das Leben nicht noch schwerer machen. Ich belaste sie schon stark genug mit meiner Krankheit, meinen Schmerzen, meinem Schicksal und der Ohnmacht, die sie demgegenüber empfinden. Sie machen schon so viel: haben Verständnis, nehmen sich zurück, nehmen Rücksicht und verzichten auf ganz viel. An mir haben sie nicht mehr das, was ihnen an mir gefallen hat. Ich bin ihnen Last und Belastung und das möchte ich so gut es geht reduzieren. Das will ich und darum geht es mir:

Nicht mehr nur über meine Ängste und Befürchtungen sprechen.

Meine schlechte Laune und meine Gefühle der Trostlosigkeit, der Zweifel, der Unsicherheiten, der Panik und der Todesbefürchtungen für mich behalten und nicht immer alles sofort äußern, nur damit es mir besser geht, wenn ich darüber spreche.

Andere nicht mehr mit mir zu belasten, bedeutet viel Arbeit für mich, die sich aber lohnt, weil es mir ein Bedürfnis ist, den anderen nicht im Wege zu stehen und mich nicht mehr immer ins Zentrum zu setzen.«

Ich will nicht zu streng zu mir sein:
»*Es geht darum, mich anzunehmen mit all dem, was gelingt und was nicht gelingt.*«

Geduld haben mit sich und die Ungeduld verstehen und annehmen. Sich zu verstehen, macht einen Menschen toleranter und nachsichtiger. Nicht nur das Gelingen, sondern auch das Bemühen ist wertvoll. Denn ohne Bemühen kein Gelingen.

Ich will nicht klagen und jammern:
Für die eine heißt das: »*Es ist mir wichtig, mich stark zu zeigen; es ist mir wichtig, mich nicht gehen zu lassen; ich will, dass die anderen mich als stark und souverän erfahren.*«

Für jemand anders kann es bedeuten: »*Wenn ich jammere, gebe ich mich auf, reiße ich mich nicht mehr zusammen und lasse ich mich gehen. Wenn ich mich so verhalte, verliere ich das Gesicht vor den anderen, dann zeige ich mich schwach und mache ihnen Angst. Das will ich nicht.*«

Nicht jammern kann heißen: »*Ich will die anderen nicht belasten, ich will ihnen nicht noch mehr Kummer bereiten. Mit Jammern mache ich es ihnen schwer und sie fühlen sich hilflos und ohnmächtig.*«

Nicht jammern kann ebenso bedeuten: »*Ich möchte nicht, dass sich alles um mich dreht. Ich will nicht immer Thema sein und auch nicht immer Auskunft geben müssen.*«

Nicht jammern heißt auch, nicht auf die Schmerzen und die Krankheit reduziert zu werden, kein Aufheben zu machen und so viel Normalität wie möglich zu leben und auszustrahlen.

Ich will mich um positive Gedanken bemühen:
»*Ich weiß, die schweren und schwarzen Gedanken sind so präsent, auch wenn ich sie nicht will. Es braucht ganz viel Kraft, mich um die positiven zu bemühen.*«

Fortsetzung des Gespräches mit Frau G.

Wie sieht Ihr persönlicher Umgang mit Schmerzen aus?
»*Ich weiß, was mir guttut, und ich mache, was mir möglich ist. Ich habe Schmerzen, aber die sind nicht lebensbedrohend, das zu wissen gibt mir Ruhe und Sicherheit. Das heißt nicht, dass ich nicht häufig traurig und verzweifelt bin.*

Ich habe einen Partner, der Verständnis hat. Ich muss ihm nichts vormachen, verbrauche nicht zu viel Energie. Ich muss auch keine Schuldgefühle haben. Weil mein Partner mich so nimmt und sagt, dass es trotzdem schön ist mit mir.«

Würden Sie sagen, dass Sie eine ganz bestimmte Art und Weise gefunden haben, wie Sie am besten mit den Schmerzen umgehen?
»Es sind verschiedene Dinge, die mir wichtig sind: dem Schmerz einen Sinn abgewinnen. Dankbarkeit, dass vieles doch noch geht, und die Erfahrung, dass nichts selbstverständlich ist, helfen mir sehr. Zeit ausnützen, wenn es gerade besser geht, dann das Leben genießen, dankbar sein, dass es solche Momente gibt. Es ist nicht selbstverständlich, Kraft zu haben, etwas zu mögen. Ich versuche, zufrieden zu sein mit allem, was geht.«

Denken Sie viel an die Schmerzen?
»Wenn die Schmerzen stark sind, mag man gar nicht groß denken. Dann gibt es nur noch mich und die Schmerzen. Wie auf einer riesigen Welle: Man wehrt sich nicht dagegen, lässt sich einfach gleiten und hofft auf ein baldiges Ende der Schmerzen. Der Schmerz ist da, ob ich will oder nicht, und ich habe jetzt damit zu leben.

Ich mache, was möglich ist, ich schaue, dass ich esse, viel schlafe. Ich mache das, was man sagt, dass man es machen soll. Es bringt nichts, sich zu ärgern und zu stressen, davon gehen die Schmerzen nicht weg. Ich versuche, das Beste aus der Situation zu machen. Je mehr ich mich versöhnen kann, umso besser für mich. Nicht, was habe ich falsch gemacht, nicht, warum, und nicht, was könnte ich jetzt machen.

Annehmen gehört dazu, »die Schmerzen werden wieder vorbeigehen«. Widerstand ist zwecklos und nur unnötiger Kräfteverschleiß. Ich versuche es gar nicht erst. Aber ich versuche, mich möglichst nicht zu verkrampfen, die Schmerzwelle mitmachen, bis sie vorüber ist.

In Phasen, in denen die Schmerzen nicht so stark sind, sage ich mir: ›Das gehört dazu. Versuche, ihnen nicht so viel Beachtung zu geben, fange nicht damit an, dich mit ihnen auseinanderzusetzen. Sie sind da, gehören dazu und fertig.‹ Ich will ihnen keine Bedeutung geben, versuche, irgendwie versöhnlich zu sein. Es gibt vielleicht bessere Strategien, aber mir gefällt die, da kann ich noch einiges verbessern.

Solange ich machen kann, was ich will und was mir wichtig ist, macht mich das zufrieden.«

Wann sind Sie zufrieden? Gibt es das überhaupt?

»*Ja, wann bin ich zufrieden? Zufrieden bin ich, wenn ich das, was ich für mich als wichtig und lebensnotwendig betrachte, leben kann oder doch möglichst oft und ausreichend. Zufrieden bin ich, wenn ich unabhängig von den Schmerzen ruhiger, gelassener und weniger gestresst und erschöpft bin. Wenn ich entscheiden kann, und das will ich immer mehr, dann bin ich zufrieden oder geht es mir wenigstens besser.*

Was ich von mir weiß: Ich will entscheiden und bestimmen, was mir wichtig ist. Die Vorstellung, dass über mich bestimmt wird, ist ein Horror. Ich will auch nicht abhängig sein und die Kontrolle über mich verlieren, auch nicht an die Ärzte. Das zu wissen ist für mich wie ein innerer Kompass, auf den ich mich verlassen kann. Wenn es mir gelingt, so zu leben, macht mich das ruhiger, gefasster und bestimmter. Das gibt mir Kraft, Selbstvertrauen und Sicherheit. Dann fühle ich mich stark.«

Schluss

Nach der langen Auseinandersetzung mit Menschen mit chronischen Schmerzen habe ich das Bedürfnis, noch ein paar Gedanken hinzuzufügen.

Es war für mich immer wieder von Neuem erstaunlich und beeindruckend zu erfahren, wie Menschen, die jahrelang unter extremen Schmerzen litten, die – oft ohne befriedigendes Ergebnis – unzählige Versuche unternommen hatten, um mit medizinischer Hilfe ein besseres Leben zu führen, nicht verzweifelten oder verbittert zurückblieben. Im Gegenteil, wie sie Schritte unternahmen hin zu einem zufriedenen und guten Leben – und das trotz der Schmerzen und mit einem Körper, der ihnen weniger Lust als Last verursachte und ihnen den Alltag zu einem beschwerlichen und mühsamen Unterfangen gestaltete. Erfahren zu haben, dass Menschen auf diese Weise trotz immenser Schmerzen ein gutes Leben mit sich und anderen Menschen führen können, macht Mut und gibt Zuversicht. Man muss kein besonders tapferer Mensch sein und auch nicht ungewöhnlich belastbar und schmerzresistent, um ein gutes Leben zu führen.

Ich habe mit Menschen gesprochen, die nicht anders waren als wir alle. Sie haben es geschafft, für sich Verantwortung zu übernehmen, obwohl ihnen niemand gesagt hat, was genau sie machen müssen und wie man zu einem besseren Leben findet.

Zu erfahren, dass man sich aus der Umklammerung der Schmerzen lösen und den Blick öffnen kann auf sich und sein Leben hin, schenkt Zuversicht und Ruhe. Man ist nicht einfach ausgeliefert. Wenn es Menschen nicht schaffen, sich von den Schmerzen abzusetzen, ist es nicht einfach mangelnder Wille oder Einsatz. Sie sind von ihren Schmerzen oftmals zu überwältigt. Der Weg, sich zu lösen, wäre für sie mit einem zu großen oder gar unmöglichen Aufwand verbunden, den sie nicht zuletzt aufgrund ihrer körperlichen Schwäche nicht zu gehen in der Lage sind. Vielfach schaffen sie es auch nicht, weil sie sich für ihre Schmerzen schuldig und verantwortlich fühlen. Der Weg fort von den Schmerzen hin zur eigenen Verantwortlichkeit ist ein Weg, den viele sich nicht zutrauen. Hier wäre eine entsprechende fachliche Begleitung sinnvoll und hilfreich. Die Betroffenen selbst leiden am meisten darunter, dass sie in der Umklammerung der Schmerzen verharren und am Leben vorbeileben.

Dass Menschen mit einer langen Leidenszeit und mit einem geschundenen Körper sich für einen Weg entscheiden können, der ihnen und ihren Lebensvorstellungen entspricht, finde ich wunderbar. Auch Menschen mit langen oder gar sehr langen Leidensgeschichten können sich für einen Weg entscheiden, der ihnen zu einem Leben verhilft, das sie als würdig und lebenswert empfinden. Es ist ein Weg, der zwar Kraft kostet, aber auch Kraft schenkt.

Menschen können, wenn sie sich vom Diktat der Schmerzen abwenden und sich für sich selbst entscheiden, Wunderbares vollbringen. Auch wenn ihr Leben immer wieder durchzogen ist mit Schmerzen, die schwer auszuhalten sind, und mit einem Körper behaftet, der sich gegen alles auflehnt, gelingt es ihnen, zufrieden zu sein. Es ermöglicht ihnen, ein Leben zu führen, für das sie dankbar sind und das weit entfernt ist von Verzweiflung und Auflehnung. Ihre neue Lebensstrategie hilft ihnen auch in Zeiten intensiver Schmerzen. Das GPS führt sie, gerade auch wenn sie traurig und mutlos sind. Es ist ihr Leben, für das sie sich entschieden haben. Sich daran festzuhalten, führt sie immer wieder aus schwierigen Situationen heraus. Weil sie es wollen. Es ist ihr ganz persönlicher Weg, die Schmerzen immer wieder von Neuem in den Hintergrund zu stellen. Sich auf sich zu konzentrieren und auszurichten, macht ihnen ihr Leben lebenswert und vermittelt ihnen das Bewusstsein, dass sie es sind, die über ihr Leben bestimmen. Selbstbestimmung und Selbstverantwortung sind hohe Werte und für viele Menschen Ausdruck eines würdevollen Lebens.

Ich bin glücklich, dieses Buch geschrieben zu haben, weil es auch mir zeigt, welchen Weg ich gehen kann, sollte ich noch einmal in eine gleiche Situation kommen wie diese Menschen. Es zeigt mir, was möglich ist, wenn man sich klar und eindeutig für sich entscheidet, zu sich findet und Verantwortung für sich und sein Leben übernimmt. Es bestätigt aber auch, dass sehr viel mehr möglich ist, als man selbst glaubt oder sich im Moment zutraut. Es führt vor Augen, wie wichtig es ist, dankbar zu sein und demütig. Ja zu sagen zu sich und zu dem, was möglich ist im Moment, ist der Weg zu einem zufriedenen Leben und die beste Vorbereitung für Stürme und Unwetter, sollten sie auch mich noch einmal heimsuchen.

Zu wissen, dass es um ein »Umschalten im Kopf« geht, um eine klare Entscheidung für sich und um ein eindeutiges Zeichen für die eigene Selbstbestimmung und gegen die Dominanz der Schmerzen, nimmt sehr viel an Stress und Angst. Und zu wissen, dass man den Schmerzen nicht ausgeliefert ist, dass man es in den eigenen Händen hat, ein gutes

Leben führen zu können – auch dann, wenn man sich schwach und krank fühlt –, stimmt auch mich zuversichtlich. Natürlich ist es schön, wenn man gesund ist. Aber Gesundheit ist nicht die Voraussetzung für ein befriedigendes Leben. Das zu wissen befreit, nimmt ganz viel Druck und macht ruhig, gelassen und dankbar.

Anhang

Anmerkungen

1 Vgl. Internationale statistische Klassifikation der Krankheiten und verwandter Gesundheitsprobleme (ICD-10), 2019, Code F45.41, im Internet verfügbar unter: https://www.icd-code.de/icd/code/F45.41.html [Zugriff 12.1.2021].
2 ANOA Kliniken e. V.: Pressemitteilung „Aktionstag gegen den Schmerz". 3.6.2019. Im Internet verfügbar unter: https://www.anoa-kliniken.de/artikel/aktionstag-gegen-den-schmerz-am-4-juni-2019.html [Zugriff 12.1.2021].
3 Alle Fallbeispiele stellen eine exemplarische Mischung aus Fiktion und Realität dar. Der Name und alle weiteren personenbezogenen Details wurden zum Zweck der Anonymisierung verändert.
4 Vgl. Giger-Bütler, J.:»Sie haben es doch gut gemeint«: Depression und Familie. Beltz, Weinheim 2014. In diesem Buch befasse ich mich eingehend mit dem Phänomen der Depression.
Vgl. auch Röhr, H.-P.: Vom Glück, sich selbst zu lieben. Wege aus Angst und Depression. 13. Aufl. Patmos, Ostfildern 2019.
5 Was in diesem Fall unbedingt ernst zu nehmen ist und therapeutisch behandelt werden sollte. Erste Informationen und Hinweise zu Anlaufstellen finden Sie bspw. in Firus: Wieder Land sehen Selbsthilfe bei Depressionen. Patmos, Ostfildern 2016, S. 139–146.
6 Mittlerweile gibt es eine Fülle an Literatur zum Thema Depression und Resilienz. Im Literaturverzeichnis am Ende des Buches finden Sie einige hilfreiche Titel für einen ersten Einstieg in dieses Thema.
7 In Gedankengänge dieser Art verstricken sich gerade auch depressiv geprägte Menschen allzu leicht, da sie schon im normalen Alltagsleben zu solchen Denkmustern tendieren. Auf die Gefahr negativer Gedankenspiralen aus Sorgen und Schuldgefühlen weist auch Pädagoge und Psychotherapeut Heinz-Peter Röhr hin und führt zahlreiche Tipps zum Grübelstopp an. Vgl. Röhr, H.-P.: Vom klugen Umgang mit Gefühlen. Wie man Kontrollverlust überwindet. Patmos 2020, S. 35–59.
8 Bartens, W.:»Männer leiden anders«. In: Berner Zeitung, 19.1.2019, im Internet verfügbar unter: https://www.bernerzeitung.ch/sonntagszeitung/maenner-leiden-anders/story/26566062 [Zugriff 12.1.2021].
9 Ebd.

Literatur

Amend, L. / Gottschling, S.: Schmerz Los Werden. S. Fischer, Frankfurt a. M. 2017.
ANOA Kliniken e. V.: Pressemitteilung »Aktionstag gegen den Schmerz«. 3.6.2019. Im Internet verfügbar unter: https://www.anoa-kliniken.de/artikel/aktionstag-gegen-den-schmerz-am-4-juni-2019.html [Zugriff 12.1.2021].
Bartens, W.: »Männer leiden anders«. In: Berner Zeitung, 19.1.2019, im Internet verfügbar unter: https://www.bernerzeitung.ch/sonntagszeitung/maenner-leiden-anders/story/26566062 [Zugriff 12.1.2021].
Butler, D. S. / Lorimer, G.: Schmerzen verstehen. Springer, Berlin 2016.
Derra, C. / Schilling, C.: Achtsamkeit und Schmerz: Stress, Schlafstörungen, Stimmungsschwankungen und Schmerz wirksam lindern. Klett-Cotta, Stuttgart 2018.
Dorst, B.: Resilienz. Seelische Widerstandskräfte stärken. Patmos, Ostfildern 2015.
Firus, C.: Wieder Land sehen. Selbsthilfe bei Depressionen. Patmos, Ostfildern 2016.
Firus, C. / Firus, H.-H.: Verabredung mit dem Glück. So stärken Sie Ihre seelische Widerstandskraft. Patmos, Ostfildern 2015.
Giger-Bütler, J.: »Endlich frei«: Schritte aus der Depression. Beltz, Weinheim 2015.
Giger-Bütler, J.: »Jetzt geht es um mich«: Die Depression besiegen – Anleitung zur Selbsthilfe. Beltz, Weinheim 2014.
Giger-Bütler, J.: »Sie haben es doch gut gemeint«: Depression und Familie. Beltz, Weinheim 2014.
Glier, B.: Chronische Schmerzen bewältigen: Verhaltenstherapeutische Schmerzbehandlung. Klett-Cotta, Stuttgart 2017.
Higman, P.: Chronische Schmerzen. Wie Sie lernen, damit umzugehen. Ein Ratgeber für Betroffene, Angehörige und Fachleute. Schulz-Kirchner, Idstein 2011.
Internationale statistische Klassifikation der Krankheiten und verwandter Gesundheitsprobleme (ICD-10), 2019, im Internet verfügbar unter: https://www.icd-code.de/icd/code/F45.41.html [Zugriff 12.1.2021].
Kröner-Herwig, B. / Frettlöh, J. / Klinger, R. / Nilges, P. (Hg.): Schmerzpsychotherapie: Grundlagen – Diagnostik – Krankheitsbilder – Behandlung. Springer, Berlin 2016.
Nobis, H.-G. / Rolke, R. / Graf-Baumann, T. (Hg.): Schmerz – eine Herausforderung: Informationen für Betroffene und Angehörige. Offizi-

elle Informationsschrift mehrerer Schmerzgesellschaften. Springer, Berlin 2016.

Opitz, G.: Schmerzen verstehen und bewältigen. Zuckschwerdt, München 2017.

Phillips, M.: Chronische Schmerzen behutsam überwinden: Anleitungen zur Selbsthilfe. Carl-Auer, Heidelberg 2017.

Richter, J.: Schmerzen verlernen: Die erfolgreichen Techniken der psychologischen Schmerzbewältigung, Anleitung und Übungen zur Selbsthilfe. Springer, Berlin 2017.

Röhr, H.-P.: Vom Glück, sich selbst zu lieben. Wege aus Angst und Depression. 13. Aufl. Patmos, Ostfildern 2019.

Röhr, H.-P.: Vom klugen Umgang mit Gefühlen. Wie man Kontrollverlust vermeidet. Patmos, Ostfildern 2020.

Sendera, M. / Sendera, A.: Chronischer Schmerz: Schulmedizinische, komplementärmedizinische und psychotherapeutische Aspekte. Springer, Berlin 2015.

Tölle, T.R. / Schiessl, C.: Das Handbuch gegen den Schmerz: Rücken, Kopf, Gelenke, seltene Erkrankungen: Was wirklich hilft. ZS Verlag, München 2019.

Wachter, M.: Chronische Schmerzen, Selbsthilfe und Therapiebegleitung, Orientierung für Angehörige und konkrete Tipps und Fallbeispiele. Springer, Berlin 2014.

Zifko, U.: Polyneuropathie: So überwinden Sie quälende Nervenschmerzen. Springer, Berlin 2017.

Der Weg zu mehr Gelassenheit

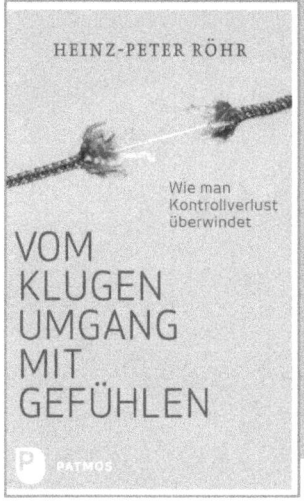

Heinz-Peter Röhr
Vom klugen Umgang mit Gefühlen
Wie man Kontrollverlust überwindet

Format 14 x 22 cm
168 Seiten
Paperback
ISBN 978-3-8436-1279-1

Kontrolle zu haben, ist ein Urbedürfnis des Menschen. Nur so kann er sich sicher fühlen. Die Kontrolle über Gefühle oder sein Verhalten zu verlieren, ist unangenehm. Manchen Menschen „passiert" es häufiger als anderen, etwa beim Grübeln in Form von endlosen Gedankenschleifen oder wenn Menschen von unrealistischen Ängsten geplagt werden. Auch bei Wut und Ärger kann man leicht die Beherrschung verlieren, was zur Belastung von Beziehungen führt. Heinz-Peter Röhr zeigt in diesem Praxisbuch: Der intelligente Umgang mit Gefühlen ist für unser Lebensglück wichtiger als ein hoher IQ. Er erklärt, was Kontrollverlust ist, wie es dazu kommt und welche Strategien es dagegen gibt. Einfache Übungen ermöglichen es, typische, im Gehirn verankerte Fehlreaktionen zu erkennen und destruktive innere Muster aufzulösen. Ein Buch, das hilft, wieder mehr Balance und Gelassenheit ins Leben zu bekommen.

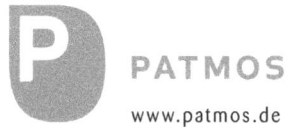

www.patmos.de

Sich mit dem Glück verabreden

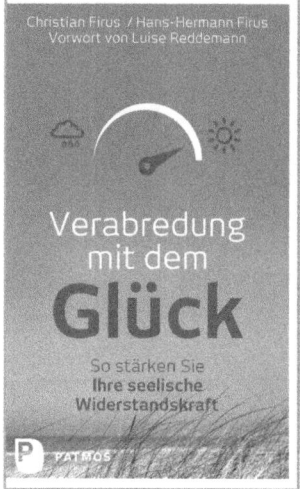

Christian Firus mit Hans-Hermann Firus
Verabredung mit dem Glück
So stärken Sie Ihre seelische Widerstandskraft

Format 14 x 22 cm
160 Seiten
Paperback
ISBN 978-3-8436-0572-4

Der Verlust des Arbeitsplatzes, eine Krankheit oder die Trennung von einem geliebten Menschen – all dies sind Lebensereignisse, die uns herausfordern. Wer seine Stärken und Fähigkeiten pflegt und seine Ressourcen voll ausschöpft, kann solchen schwierigen Erlebnissen etwas entgegensetzen und sogar daran wachsen. Er verabredet sich mit dem Glück und glaubt fest daran. Christian Firus zeigt, dass jeder Mensch seine innere Widerstandskraft stärken kann. Illustriert an vielen Fallbeispielen und an der ergreifenden Kriegsbiografie seines Vaters Hans-Hermann Firus beschreibt er zwölf erprobte Wege zu mehr seelischer Gesundheit. So kann sich jeder Leser die für ihn stimmigen Anregungen und Übungen heraussuchen.

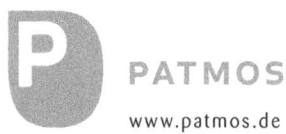

www.patmos.de